外科常见疾病护理与健康教育

主编　倪士萍　　纪赵文　　龙福真
　　　　华艳梅　　张延丽　　罗　芳

甘肃科学技术出版社

甘肃·兰州

图书在版编目（CIP）数据

外科常见疾病护理与健康教育 / 倪士萍等主编.
兰州 ： 甘肃科学技术出版社，2025. 5. -- ISBN 978-7
-5424-3331-2

Ⅰ. R473.6

中国国家版本馆 CIP 数据核字第 20250DF464 号

外科常见疾病护理与健康教育

WAIKE CHANGJIAN JIBING HULI YU JIANKANG JIAOYU

倪士萍　纪赵文　龙福真　华艳梅　张延丽　罗　芳　主编

责任编辑　杜雨璇
封面设计　文峰天下

出　　版　甘肃科学技术出版社
社　　址　兰州市城关区曹家巷 1 号　　730030
电　　话　0931-2131572（编辑部）　　0931-8773237（发行部）

发　　行　甘肃科学技术出版社　　　　印　刷　固安兰星球彩色印刷有限公司
开　　本　787 毫米 ×1092 毫米　1/16　印　张　10.25　插　页　1　字　数　189 千
版　　次　2025 年 7 月第 1 版
印　　次　2025 年 7 月第 1 次印刷
印　　数　1~1000
书　　号　ISBN 978-7-5424-3331-2　　　定　价　98.00 元

《外科常见疾病护理与健康教育》

编委会

主　编：倪士萍　枣庄市立医院

　　　　纪赵文　枣庄市立医院

　　　　龙福真　枣庄市立医院

　　　　华艳梅　枣庄市立医院

　　　　张延丽　枣庄市立医院

　　　　罗　芳　枣庄市立医院

副主编：王文文　北京中医药大学东方医院枣庄医院

　　　　刘桂萍　枣庄市立医院

前　言

　　在现代医学体系中，外科作为重要分支，承担着诸多疾病的治疗任务。普外科涵盖胃肠、肝胆、甲状腺等众多器官疾病，病情复杂多样，术后护理需密切关注伤口、引流及患者营养状况；骨科疾病多与运动系统损伤相关，如骨折、关节置换等，护理重点在于体位摆放、康复训练指导，以促进肢体功能恢复；泌尿外科涉及泌尿系统结石、肿瘤等，护理中要留意尿液性状、导尿管护理，预防感染；妇产科则关乎女性生殖健康，从孕期保健到产后康复，护理贯穿始终，健康教育对促进自然分娩、预防产后并发症意义重大。本书旨在系统阐述普外科、骨科、泌尿外科、妇产科常见疾病的护理要点与健康教育知识，为医护人员提供实用的工作指南，也为患者及家属提供科学的健康指导，助力患者早日康复，提升生活质量。

目　　录

第一章　普外科常见疾病护理与健康教育

第一节　普外科疾病患者一般护理

【概述】

普外科分为甲状腺外科、乳腺外科、疝与腹壁外科、胃肠外科、代谢与减重外科、结直肠肛门外科、肝脏外科、门静脉高压外科、胆道外科、胰脾外科、血管外科11个亚专业。常见疾病有：甲状腺癌、甲状腺功能亢进、乳腺良性肿瘤、乳腺癌、乳腺导管扩张症、腹外疝、食管裂孔疝、胃癌、胃肠道间质瘤、肥胖症、肠梗阻、大肠癌、肝癌、肝血管瘤、肝脓肿、肝囊肿、门静脉高压症、胆石症、胆囊息肉、胆囊癌、胆管癌、胰腺癌、壶腹周围癌、胰岛素瘤、下肢动脉硬化闭塞症、动脉栓塞、腹主动脉瘤、原发性下肢静脉曲张、深静脉血栓形成等。

【护理】

（一）术前护理

1.对患者进行入院宣教，给予相应的生活护理。

2.测量患者的体温、脉搏、呼吸、血压、体重、身高，评估患者的营养状况；了解患者既往史，有无高血压、冠心病、糖尿病等病史；对患者进行压力性损伤、跌倒、静脉血栓栓塞症、疼痛、非计划拔管等风险评估，并根据风险级别采取相应护理措施。全面评估患者情况后进行相应的健康指导，评价宣教效果。

3.了解用药史及有无药物过敏史。了解有无口服糖皮质激素、抗血小板、抗凝、降血压、降血糖等药物史，遵医嘱停药或给予其他药物治疗，注意观察用药效果和有无不良反应。女性患者还应了解月经、婚育史。

4.休息与活动：保持情绪稳定，保证生活作息规律、睡眠良好。

5.饮食与营养：给予患者营养和饮食指导，禁食者遵医嘱给予肠外营养支持。

1

6.心理护理：做好心理疏导，缓解紧张情绪。

7.配合医生完善各项术前检查，如血常规、大小便常规、凝血时间及心、肝、肺、肾功能等检查。

8.嘱患者戒烟，术前指导患者练习深呼吸、有效咳嗽、踝泵运动、床上活动及床上大小便等。

9.手术前一日准备

（1）皮肤准备：术前一天患者应沐浴、理发、剃须、剪指甲、更衣，生活不能自理者由家属或护士协助。手术部位遵医嘱作好手术野皮肤准备工作。

（2）遵医嘱给予备血、药物皮肤敏感试验。

（3）肠道准备：肠道手术按医嘱进行肠道准备，指导患者口服导泻剂并观察记录导泻效果，一般手术前8~12h禁食，4h禁饮。

10.术日准备

（1）术日晨测体温、脉搏、呼吸、血压；取下假牙、眼镜、发夹、手表、饰品等配饰及贵重物品交给家属。

（2）准备术中用物、术中带药、CT片、MRI片、病历等。

（3）遵医嘱给予术前用药；遵医嘱置管，如胃管、尿管等。

（4）再次认真检查、确认术前各项准备工作落实情况。填写手术交接单，做好人员、药物、物品的交接。

（二）术后护理

1.病情观察：术后回病房时了解手术方式、术中出血、输血、麻醉、止痛药物使用等情况，注意观察患者生命体征、神志、尿量等变化。

2.体位与活动：全麻术后未清醒的患者给予平卧位，头偏向一侧，麻醉清醒、血压平稳后，可遵医嘱改半卧位，利于呼吸和引流。术后早期鼓励患者床上活动，指导并协助患者行踝泵运动，视情况鼓励患者早期下床活动，预防下肢静脉血栓的发生。

3.饮食与营养：遵医嘱作好患者饮食指导及营养支持。

4.呼吸道管理：保持呼吸道通畅。遵医嘱给予氧气吸入，根据病情选择吸氧方式及吸氧流量。鼓励患者有效咳嗽咳痰，给予叩背、振动排痰机辅助排痰，痰液黏稠者遵医嘱给予雾化吸入，促进痰液排出，预防肺部感染的发生。

5.切口及引流管护理：观察切口敷料情况，有无渗液、渗血，保持敷料的清洁干燥；妥善固定引流管，规范标识，避免受压、扭曲和折叠，保持引流通畅，观察并记录引流液的颜色、性质及量，如有异常立即通知医生。

6.疼痛管理：有效控制疼痛，可预防性应用镇痛药物。准确评估疼痛的部位、性质、持续时间及伴随症状，疼痛评估≥4分者，及时通知医生，遵医嘱给予镇痛药物，注意观察镇痛效果。

7.心理护理：护士要关心体贴患者，帮助患者正确认识疾病及预后，给予心理上的支持，以增强患者战胜疾病的信心。

8.对患者进行压力性损伤、跌倒、静脉血栓栓塞症、非计划拔管等风险评估，并根据风险级别采取相应护理措施。积极向患者及家属宣教疾病相关知识，及时评介宣教效果并落实。

9.常见并发症观察及护理

（1）出血：常见原因为术中止血不完善、创面渗血未完全控制、结扎线脱落、凝血功能障碍等，术后应严密观察生命体征、手术切口、引流管、切口敷料等情况，如有异常，及时报告医生处理。

（2）切口裂开：多见于腹部手术，常发生于术后一周左右或拆除缝线后24h内。患者一般是在突然用力后自觉切口剧痛，有液体自切口流出，浸湿敷料。一旦发生切口裂开，协助患者平卧，安慰患者，告知患者切勿咳嗽或用力，及时报告医生处理。

（3）切口感染：常见原因为切口内留有无效腔、血肿、异物或局部组织供血不良，合并贫血、糖尿病、营养不良和肥胖等。术后需保持伤口敷料清洁干燥，遵医嘱加强营养支持，合理使用抗生素，如发生切口感染，需进行切口换药处理，争取二期愈合。

（4）肠外营养：是经静脉途径提供营养素的营养支持方式。根据患者营养评估结果制订营养处方，可经外周静脉和中心静脉两种途径给予，合理安排输液顺序和控制输液速度，观察有无肝功能异常、代谢紊乱及静脉炎等并发症的发生。

【健康教育】

1.疾病知识教育

（1）向患者及其家属普及外科疾病的相关知识，包括疾病的成因、症状、治疗方法及预防措施等。

（2）强调健康生活方式的重要性，如戒烟、戒酒、合理饮食、适量运动等。

2.用药指导

（1）向患者解释术后所需药物的作用、用法、用量及注意事项等。

（2）提醒患者按时服药，避免漏服或错服药物。

3.随访与复查

（1）告知患者随访和复查的重要性，提醒患者按照医生的要求进行定期随访和复查。

（2）教会患者如何观察自身的病情变化，如有异常症状应及时就医。

4.心理支持与调适

（1）关注患者的心理状态，及时给予心理支持和疏导。

（2）鼓励患者保持积极乐观的心态，增强战胜疾病的信心。

第二节　普外科腹腔镜手术患者护理与健康教育

【概述】

腹腔镜是一种带有微型摄像头的器械，腹腔镜手术就是利用腹腔镜及其相关器械进行的手术。相对开放手术而言具有切口小、患者术后疼痛轻、术后恢复快、住院时间短等优点。腹腔镜手术几乎覆盖了所有腹腔和盆腔手术，腹腔镜胆囊切除术已成为胆囊结石的首选治疗方法，纤维胆道镜可用于胆道探查取石，也能完成取异物、止血、狭窄胆道扩张、胆道支架置入等操作。腹腔镜已逐步应用于肝、胰腺、胃、结直肠肿瘤、乳腺甲状腺疾病的外科治疗及疝修补术、急腹症探查等。

【护理】

执行普外科疾病患者一般护理。

（一）术前护理

1.休息与活动：保持情绪稳定，生活作息规律，睡眠良好。

2.饮食与营养：注意尽量少吃豆类、奶制品等容易产气的食物。

3.术前准备

（1）指导患者术前适应性训练：呼吸功能锻炼、床上活动、床上大小便、踝泵运动等。

（2）遵医嘱作好手术野皮肤准备，患者沐浴更衣，注意清洁脐部皮肤。

（3）术前一日遵医嘱合血，肠道准备，目前临床上多采用口服等渗性导泻药物，服药过程中注意多饮水，总量在2000mL以上。指导患者口服导泻剂并观察记录导泻效果。一般手术前8~12h禁食，4h禁饮。

4.心理护理：安慰患者和家属，给予适当的心理支持，使患者保持良好的心态，缓解患者紧张恐惧情绪。

（二）术后护理

1.病情观察：注意观察患者生命体征、血氧饱和度、尿量等变化。观察患者有无腹胀、恶心、呕吐、肩背部胀痛等不适。

2.体位与活动：麻醉清醒，血压平稳后，可改半卧位，有利于呼吸和引流。人工气腹时，腹腔内残留气体较多，短时间内不能吸收，腹膜张力增加及二氧化碳与水作用形成碳酸，加重对腹膜的刺激，常引起腹部疼痛不适。鼓励患者尽早在床上活动四肢，尽早下床活动，有助于促进机体功能和胃肠功能的恢复，减轻腹胀。指导并协助患者行踝泵运动，预防下肢静脉血栓的发生。

3.饮食与营养：患者术日禁食，遵医嘱改流质饮食，以后视情况逐渐过渡为半流质饮食、普食。

4.呼吸道管理：保持呼吸道通畅。遵医嘱给予持续低流量吸氧，促进CO_2的排出。鼓励患者有效咳嗽咳痰，给予叩背、振动排痰机辅助排痰，痰液黏稠者遵医嘱给予雾化吸入，促进痰液排出，预防肺部感染的发生。

5.切口及引流管护理：观察切口敷料有无渗液、渗血情况，保持敷料的清洁干燥；妥善固定引流管，规范标识，避免受压、扭曲和折叠，保持引流通畅，观察引流液颜色、性质及量的变化并作好记录，以便及早发现出血、胰瘘、胆漏，如有异常立即通知医生处理。

6.常见并发症观察及护理

（1）胸腹肩背部疼痛：由于CO_2与体内水分子结合形成碳酸，刺激膈肌而导致术后胸背部疼痛。需向患者解释原因，但一般不需作特殊处理，2~3d后可自行缓解。严重者可调整患者体位至头低脚高位，或使用止痛药物。

（2）皮下气肿：多发生于手术时间长、气腹压过高、气体沿筋膜间隙上行弥散，引起皮下气肿，临床表现为在患者的胸、腹、面、颈部以及上肢等部位出现肿胀，有捻发感，严重时出现心跳加快，血压升高及呼吸困难，轻度的皮下气肿，多不需要处理，一般术后2~5d自行吸收。气肿较大者通知主管医生穿刺排气。

（3）高碳酸血症：由于CO_2气腹后，可出现一过性高碳酸血症，术后应严密观察患者有无疲乏、烦躁、呼吸加快等症状，给予低流量、间断式氧气吸入，以提高氧分压，促进CO_2排出。鼓励患者深呼吸，有效咳嗽。

（4）下肢静脉血栓形成：由于气腹导致腹腔压力增加，下肢静脉回流受阻，血流缓慢，容易形成下肢静脉血栓。术后患者如出现下肢肿胀、疼痛、浅静脉扩张、皮温升高等表现，应及时通知医生处理。

【健康教育】

1.疾病知识教育：向患者普及腹腔镜手术的相关知识，包括手术原理、术后恢复过程、注意事项等。

2.生活方式指导：鼓励患者保持健康的生活方式，如合理饮食、适量运动、戒烟限酒等。

3.复诊与随访：告知患者复诊的重要性，按照医生的要求定期复诊。如有任何不适，应及时就医。

4.心理支持：提醒患者保持愉悦的心情，良好的心理状态与病情转归密切相关。家人和朋友的关心和支持也是非常重要的。

第三节　甲状腺癌患者护理与健康教育

【概述】

甲状腺癌是最常见的甲状腺恶性肿瘤，分为甲状腺乳头状癌、甲状腺滤泡癌、甲状腺未分化癌及甲状腺髓样癌。

【护理】

执行普外科疾病患者一般护理常规。

（一）术前护理

1.休息与活动：保持情绪稳定，生活作息规律，睡眠良好。有睡眠障碍者遵医嘱给予对症药物。

2.饮食与营养：提供高蛋白、高热量、低脂和维生素丰富的饮食，禁用有兴奋作用的饮料，如浓茶、咖啡。

3.术前准备

（1）术前教会患者深呼吸和有效咳嗽咳痰，练习床上大小便和踝泵运动，进行颈部过伸体位练习，适应术中体位变化。

（2）遵医嘱备皮，常规备皮一般为切口 10～15cm，男性患者要注意剔除胸毛及胡须。

4.心理护理：安慰患者和家属，给予适当的心理支持，使患者保持良好的心态，缓解患者紧张恐惧情绪。

（二）术后护理

1.病情观察：严密监测生命体征，观察病情变化。

2.体位与活动

（1）麻醉清醒、血压平稳后，可改半卧位，有利于呼吸和引流。

（2）术后早期可鼓励患者在床上多活动，指导患者变换体位、起身、咳嗽时用手固定颈部以减少震动。术后6h视情况协助患者下床活动，循序渐进增加活动量，避免出现跌倒、管路滑脱等。

3.饮食与营养：术后6h给予少量温水或凉水，若无呛咳等不适可逐步给予便于吞咽的温流质饮食，水温过热可使手术部位血管扩张，加重创口渗血，根据患者术后情况可逐步过渡到半流质和软食。

4.呼吸道管理：保持呼吸道通畅。遵医嘱给予氧气吸入，根据病情选择吸氧方式及吸氧流量。鼓励患者有效咳嗽咳痰，给予叩背、振动排痰机辅助排痰，痰液黏稠者遵医嘱给予雾化吸入，促进痰液排出，预防肺部感染的发生。

5.切口及引流管护理：观察切口敷料情况，有无渗液、渗血，保持敷料的清洁干燥；妥善固定引流管，规范标识，避免受压、扭曲和折叠，保持引流通畅，观察并记录引流液的颜色、性质及量，如有异常立即通知医生。

6.疼痛管理：有效控制疼痛，可预防性应用镇痛药物。准确评估疼痛的部位、性质、持续时间及伴随症状，疼痛评估≥4分者，及时通知医生，遵医嘱给予镇痛药物，注意观察镇痛效果。

7.心理护理：护士要关心体贴患者，帮助患者正确认识疾病及预后，给予心理上的支持，以增强患者战胜疾病的信心。

（三）并发症护理

1.呼吸困难和窒息：是术后最危急的并发症，多发生在术后48h内，发生的原因可能为切口内出血、喉头水肿、双侧喉返神经损伤、呼吸道分泌物堵塞、气管塌陷等。

（1）术后应常规备用气管切开包。

（2）一旦出现情况应及时报告医师，紧急处理。出血、血肿压迫应立即拆开伤口，彻底止血，清除血肿；喉头水肿症状轻者使用激素治疗，严重者应紧急行环甲膜穿刺或气管切开；怀疑双侧喉返神经损伤或气管塌陷应立即准备气管切开；呼吸道分泌物堵塞应立即清除呼吸道分泌物。

2.喉返神经损伤：一侧喉返神经损伤可发生声音嘶哑或失音，可由对侧逐渐代偿；双侧喉返神经损伤可引起呼吸困难和窒息，应紧急处理。

3.喉上神经损伤：外侧支损伤可表现为声调降低；内侧支损伤表现为进食时特别是饮水时发生呛咳，可坐起进食或进半固体食物，严重者禁食、补液。

4.甲状旁腺功能减退：术中被误伤或者误切，使血钙降低，表现为面部、口唇及手足周围有针刺、麻木、强直感。可静脉或口服钙剂；永久性损伤可服用二氢胆固醇以促进钙剂吸收。

【健康教育】

1.疾病指导：说明术后继续服药及^{131}碘治疗的重要性。指导甲状腺全切除者遵医嘱坚持服用甲状腺素制剂，早餐前半小时服药，与牛奶、豆浆、补铁制剂等间隔4h。

2.功能锻炼：头颈部在制动一段时间后可开始逐步练习活动，促进颈部功能恢复。颈部淋巴结清扫术者，斜方肌不同程度受损，切口愈合后应开始肩关节和颈部的功能锻炼，保持患肢高于健肢，以防肩下垂。功能锻炼应至少持续到出院后3个月。

3.定期复查：教会患者自行检查颈部，出院后定期复诊，检查颈部、肺部及甲状腺功能等，若发现结节、肿块应及时就诊。

第四节　甲状腺功能亢进患者护理与健康教育

【概述】

甲状腺功能亢进（Hyperthyroidism）简称甲亢，是由各种原因引起循环中甲状腺素异常增多，出现以全身代谢亢进为主要特征的疾病。

【护理】

执行普外科疾病患者一般护理。

（一）术前护理

1.参见本章"甲状腺癌患者护理"。

2.有严重突眼的患者应抬高头部，减轻眼部肿胀；睡眠前给予抗生素眼膏，戴眼罩，防止干燥、感染。

3.用药护理

（1）甲亢术前禁用阿托品，以免引起心动过速。

（2）甲亢患者术前常用复方碘化钾溶液口服，每次10滴，每日3次，连服两周；或第1d每次3滴，第2d每次4滴，每日3次，以后逐日每次增加1滴至每次16滴为止，维持此量至手术，碘剂应稀释后饭后服用。

（3）单用普萘洛尔或与碘剂合用做术前准备，剂量为6h／1次，每次20～60mg口服，直到甲亢症状控制，一般服用4～7d后脉率即降至正常水平。

（4）甲亢症状得到基本控制（患者情绪稳定、睡眠好转、体重增加、脉率＜90次／min、基础代谢率小于轻度甲亢时的基础代谢率时，便可进行手术。

（二）术后护理

1.参见本章"甲状腺癌患者护理"。

2.用药护理

（1）术后继续服用复方碘化钾溶液口服，由每日3次、每次16滴开始，每日减少1滴，直至病情平稳。

（2）遵医嘱术后口服甲状腺素，以抑制甲状腺素的分泌和预防复发。

（三）并发症护理

1.参见"甲状腺癌患者护理"。

2.甲状腺危象：为甲亢患者术后严重并发症，多发生在术后12～36h内。表现为高热心率增快（120～140次/min），烦躁不安、谵妄甚至昏迷，多汗、呕吐、腹泻，应立即报告医师。遵医嘱给予输液并加入碘剂或口服复方碘化钾溶液、氢化可的松、普萘洛尔等治疗，并行降温、吸氧、镇静等紧急处理，有心力衰竭者加用洋地黄制剂。

【健康教育】

1.心理与生活指导：指导患者正确面对疾病、控制情绪、保持心情愉快；合理安排休息与饮食，满足机体代谢需求。

2.用药指导：说明术后继续服药的重要性，教会患者正确服用碘剂的方法，注意观察胃肠道不良反应。

3.定期复查：指导患者定期门诊复查，了解甲状腺功能。出现心悸、手足震颤、抽搐等症状及时就诊。

第五节　腔镜甲状腺手术护理与健康教育

【概述】

腔镜甲状腺手术，是将传统颈部手术切口转移至隐蔽部位，利用腔镜和超声刀等设备，建立操作空间，进行甲状腺切除、淋巴结清扫等手术操作。腔镜甲状腺手术的入路方式包括经腋窝入路、经胸前入路（包括经胸乳入路和完全乳晕入路腔镜甲状腺手术）等。

【护理】

执行普外科疾病患者一般/腹腔镜护理。

（一）术前护理

1.参见本章"甲状腺癌患者护理"。

2.皮肤护理：除常规切口备皮外，经腋窝入路腔镜手术应着重进行腋窝皮肤准备；经胸前入路腔镜手术的皮肤准备，上达下唇，外至上臂中部及腋中线，下与脐水平。

（二）术后护理

1.参见本章"甲状腺癌患者护理"。

2.切口及引流管护理

（1）由于腔镜下皮瓣游离范围广，术后渗出液较多，往往术后引流液较同期开放性手术患者多，观察颈前区有无肿胀，颈部有无压迫感等情况，警惕切口出血。

（2）经胸前入路腔镜手术在胸前和乳晕遗留切口瘢痕，胸前皮肤张力大，处于瘢痕增生好发部位，切口处会出现皮肤瘙痒、疼痛，指导患者切忌用手抓挠，以免引起切口感染。

（三）并发症护理

1.参见"甲状腺癌患者护理"。

2.CO_2相关并发症：CO_2灌注可有高碳酸血症、皮下气肿、纵隔气肿等并发症。症状较轻时，术后持续低流量氧气吸入，气体可自行吸收；症状较重，影响呼吸和循环时，立即采取半卧位，给予高流量吸氧，必要时配合医师行胸骨上窝穿刺或切开排气。

【健康教育】

1.腋窝入路腔镜甲状腺切除术指导患者保持腋下切口清洁，防止汗腺分泌感染伤口。

2.伤口愈合后即可进行简单的扩胸外展及举手运动，3～4次/d，20～30min/次，以患者耐受度为宜，循序渐进，预防瘢痕增生及粘连。经胸前入路腔镜甲状腺切除术患者建议术后2周做扩胸运动，3～4次/d，20～30min/次。

第六节　乳腺癌患者护理与健康教育

【概述】

乳腺癌（Breast Cancer）是女性发病率最高的恶性肿瘤，在中国45～55岁为发病高峰期。病因尚不清楚，与雌激素水平、家族史、生活方式及环境因素有一定关系。早期的临床表现为患侧乳房无痛、单发的小肿块。肿块多位于乳房的外上侧象限，质硬，表面不光滑，与周围组织分界不清，在乳房内不易被推动。随着肿瘤增大，可出现乳房皮肤改变、乳头和乳晕改变、淋巴转移（区域淋巴结肿大）和远处相应部位转移的表现。

【护理】

执行普外科疾病患者一般护理。

（一）术前护理

1.休息与活动：消除引起不良睡眠的诱因，创造安静舒适的环境，告知患者放松技巧，有助于患者提升睡眠质量。

2.饮食与营养：加强饮食指导，鼓励患者摄入营养丰富、易消化的食物。术前8～12h禁食、4h禁饮。

3.术前准备

（1）术前教会患者深呼吸和有效咳嗽咳痰，练习在床上大小便和踝泵运动等。

（2）遵医嘱备皮，备皮范围上至锁骨上部，下至脐水平，两侧至腋后线，同侧上臂和腋窝部；若手术中需要植皮，应同时做好供皮区的准备；由于乳头、乳晕部皮肤不甚平滑，要注意避免割伤皮肤。

4.心理护理：关心和尊重患者，鼓励患者说出自己的感受，帮助患者树立战胜疾病的信心，给予患者和家属心理支持。针对思想压力大的患者，术前应进行心理疏导并告知患者有行乳房重建的可能。

5.术前评估：询问烟酒史、既往史、过敏史、生育史、哺乳史及有无慢病史，了解患者手术耐受力和心理社会支持状况。对于妊娠及哺乳期患者，遵医嘱指导断奶或终止妊娠。积极治疗基础疾病，调整血压、血糖等使之控制在最佳水平。

6.术前检查：协助患者完善术前检查，如钼靶X线摄片、乳腺超声检查等。必要时行肿块核心针穿刺病理检查、乳头溢液涂片、肿瘤标志物检验等。

（二）术后护理

1.病情观察：严密监测生命体征，观察病情变化。

2.体位与活动

（1）麻醉清醒、血压平稳后，可改半卧位，有利于呼吸和引流。

（2）术后早期可鼓励患者床上多活动，遵医嘱给予气压治疗，术后6h视情况协助患者下床活动，循序渐进增加活动量，同时避免出现跌倒、管路滑脱等。

3.饮食与营养：患者术后4～6h无恶心、呕吐等麻醉反应可饮水，无不适后可进清淡易消化饮食，注意补充高蛋白、高维生素、高纤维素食物，有利患者术后康复。

4.呼吸道管理：保持呼吸道通畅。遵医嘱给予氧气吸入，根据病情选择吸氧方式及吸氧流量。鼓励患者有效咳嗽咳痰，叩背辅助患者排痰，痰液黏稠者遵医嘱给予雾化吸入，促进痰液排出，预防肺部感染的发生。

5.切口及引流管护理：观察切口敷料有无渗液、渗血情况，保持敷料的清洁干燥；乳腺癌改良根治术后，胸部常用弹力绷带或胸带加压包扎，松紧度适宜，以不影响呼吸为宜，避免患肢外展，确保皮瓣与胸壁紧密贴合，严密观察患肢皮温、皮色、感觉、血运等情况。妥善固定引流管，规范标识，避免受压、扭曲和折叠，保持引流通畅，观察引流液颜色、性质及量的变化并作好记录，术后引流量连续3d少于10~15mL，可拔除引流管，拔管后注意有无渗液，皮下有无积液。

6.疼痛管理：有效控制疼痛，可预防性应用镇痛药物。准确评估疼痛的部位、性质、持续时间及伴随症状，疼痛评估≥4分者，及时通知医生，遵医嘱给予镇痛药物，注意观察镇痛效果。

7.心理护理：护士要关心体贴患者，帮助患者正确认识疾病及预后，给予患者心理上的支持，以增强患者战胜疾病的信心。

8.患侧上肢肿胀的护理：患侧上肢术后淋巴回流不畅和静脉回流障碍，可导致患侧上肢肿胀。

（1）抬高患肢：平卧时患肢下方垫枕抬高10°~15°，肘关节轻度屈曲；半卧位时屈肘90°放于胸腹部；避免患肢下垂过久；需要他人扶持时只能扶健侧。

（2）避免损伤：勿在患侧上肢测血压、抽血、注射或输液。避免患肢过度活动、负重和外伤。

（3）促进肿胀消退：在专业人员指导下向心性按摩患侧上肢，或进行握拳、屈肘、伸肘等方法促进淋巴回流，预防或减缓上肢水肿。

9.患肢功能锻炼：根据患者实际情况，指导患者进行合适的、循序渐进的功能锻炼，一般每日3~4次，每次20~30min为宜。

（1）术后24h内，可做手指和腕部活动，如伸指、握拳、屈腕等锻炼。

（2）术后1~3d，可进行上肢肌肉等长收缩，可用健侧上肢或他人协助患肢进行屈肘、伸臂等锻炼，逐渐过渡到肩关节的小范围前屈、后伸运动。

（3）术后4~7d，鼓励患者用患侧手洗脸、刷牙、进食等，并做以患侧手触摸对侧肩部及同侧耳朵的锻炼。

（4）术后1~2周，皮瓣基本愈合，并与胸壁黏附牢固后开始做肩关节活动。以肩部为中心，前后摆臂；或做抬高患肢、手指爬墙、梳头等锻炼。需注意活动过早不利于皮瓣与其下方软组织愈合，形成空隙易产生积液。

（三）并发症护理

1.皮下积液：胸带包扎松紧适宜，避免过早做术侧上肢外展，拔管后观察切口周围有无胀痛，触诊有无波动感，发现异常通知医生处理，可在严格消毒后抽液并局部加压包扎。

2.皮瓣坏死：观察皮瓣颜色和创面愈合情况，正常皮瓣的温度较健侧略低，颜色红润，并与胸壁紧贴；若皮瓣颜色暗红，提示血液循环欠佳，有坏死可能，应及时通知医生处理。

3.淋巴水肿：多发生于术后数月甚至数年，是因为腋窝淋巴结清扫及腋窝区域的放射治疗会破坏术侧上肢的淋巴系统，导致过量淋巴液在体内积聚，从而形成淋巴水肿。可表现为患侧手臂或轻或重的肿胀、沉重感、胸部紧绷等不适。可以采用综合消肿治疗、手法淋巴引流、压力治疗、功能锻炼等方法进行干预。

【健康教育】

1.饮食与生活指导：多摄入高蛋白、高维生素、高热量、低脂肪的食物，以增强机体抵抗力，勿乱用外源性雌激素。避免熬夜、吸烟、饮酒等不良习惯。

2.疾病指导：放疗患者在放疗期间应注意保护皮肤，出现放射性皮炎时应及时就诊。化疗患者化疗期间定期检查血常规、肝肾功能，若白细胞计数$<3 \times 10^9$/L，需及时就诊。放疗、化疗期间因抵抗力低，应少到公共场所，以减少感染概率。遵医嘱坚持内分泌治疗5～10年，观察有无胃肠道不适、月经失调、闭经、潮热、阴道干燥、骨质疏松或关节疼痛等不良反应。

3.保护患侧肢体，避免患侧肢体承重、受压、受伤、输液、抽血等，坚持患侧上肢功能锻炼，循序渐进。

4.术后5年内避免妊娠，防止复发。

5.随访：术后定期门诊随访。2年内每3个月复诊，2～5年每4～6个月复诊，5年后每年复诊。

6.建议患者可佩戴义乳，佩戴义乳不但可以保持外形美观，还可以保持身体平衡，防止脊柱侧弯。

7.乳房自我检查：每月进行1次乳房自我检查，以便早期发现复发征象。检查时间最好选在月经周期的第7～10d，或月经结束后的2～3d；已经绝经的女性应每月固定日期检查。

（1）视诊：站在镜前，两臂放松垂于身体两侧或向前弯腰或双手上举置于头后，观察双侧乳房的大小和外形是否对称；有无局限性隆起、凹陷、橘皮样改变；有无乳头回缩或抬高等。

（2）触诊：患者平卧或侧卧，肩下垫软枕或将手臂置于头下触诊。一侧手的示指、中指和无名指并拢，用指腹在对侧乳房上进行环形触摸，并伴有适当的压力。从乳房外上象限开始，依次检查外上、外下、内下、内上象限，然后检查乳头、乳晕有无破溃、乳头有无溢液，最后检查腋窝有无肿块。

第七节　乳腺良性肿瘤患者护理与健康教育

【概述】

乳腺良性肿瘤以纤维腺瘤（Fibroadenoma）为最常见，约占良性肿瘤的3/4，其次为导管内乳头状瘤（Intraductal Papilloma），约占良性肿瘤的1/5。目前认为发病原因与遗传因素、雌激素作用活跃、饮食因素等有关。

乳腺纤维腺瘤多发生于20~40岁的女性，主要表现为乳房肿块，好发于乳房外上象限，约75%为单发，少数为多发；患者常无明显自觉症状，肿块增大缓慢，表面光滑，易推动。导管内乳头状瘤多见于经产妇，40~50岁多见，多发于乳管靠近乳头开口处1/3段膨大处，即乳管窦；患者一般无自觉症状，乳头溢液为主要表现，溢液可为血性、暗棕色或黄色液体。

【护理】

执行普外科疾病患者一般护理。

（一）术前护理

1.休息与活动：消除引起不良睡眠的诱因，创造安静舒适的睡眠环境，告知患者放松技巧，促进睡眠质量提升。

2.饮食与营养：加强饮食指导，鼓励患者摄入营养丰富、易消化的食物。术前8~12h禁食，4h禁饮。

3.术前准备

（1）术前教会患者深呼吸和有效咳嗽咳痰，练习在床上大小便和踝泵运动等。

（2）遵医嘱备皮，备皮范围上至锁骨上部，下至脐水平，两侧至腋后线，同侧上臂和腋窝部。

4.心理护理：告知患者疾病病因、手术治疗的必要性，使患者保持良好的心态，缓解患者紧张情绪。

5.术前检查：协助患者完善术前检查，如钼靶X线摄片、乳腺超声检查、必要时行乳管造影检查、乳头溢液涂片等。

（二）术后护理

1.病情观察：严密监测生命体征，观察病情变化。

2.体位与活动：麻醉清醒后，嘱患者半卧位，根据病情鼓励并协助患者尽早下床活动。

3.饮食与营养：患者术后4~6h无恶心、呕吐等麻醉反应可饮水，无不适后可进清淡易消化饮食。

4.呼吸道管理：保持呼吸道通畅。遵医嘱给予氧气吸入，根据病情选择吸氧方式及吸氧流量。鼓励患者有效咳嗽咳痰，帮助患者叩背辅助其排痰。

5.切口及引流管护理：术后保持切口敷料清洁干燥，按时换药。妥善固定、规范标识，保持负压引流通畅，防止引流管受压、扭曲，观察并记录引流的颜色、性状和量。

【健康教育】

1.建立良好的生活饮食习惯，避免和减少紧张情绪，保持心情舒畅，控制高脂饮食的摄入，勿乱用外源性雌激素。

2.爱护乳房，定期复查，教会患者乳房自我检查的方法。

第八节　乳腺导管扩张症患者护理与健康教育

【概述】

乳腺导管扩张症（Mammary Duct Ectasia，MDE）是临床较常见的乳腺炎性疾病，这是一种病程冗长、病变复杂而多样化的慢性乳腺炎性病变，大部分患者伴有患侧或双侧乳头的先天性内陷。临床症状多样，治疗较为棘手。乳腺导管扩张症随着病理过程的进展，不同时期常有不同的临床表现，可分为导管扩张期、肿块期、脓肿期和瘘管期。

【护理】

执行普外科疾病患者一般护理。

（一）非手术治疗/术前护理

1.遵医嘱应用抗生素，观察病变控制情况。

2.若手术，参见乳房良性肿瘤患者护理常规。

（二）术后护理

1.遵医嘱应用抗生素，观察月药后反应。

2.术后执行乳房良性肿瘤患者护理常规。

【健康教育】

1.每年定期做乳腺检查，早发现、早诊断、早治疗。

2.教会患者乳房自我检查的方法。

3.注意保持乳房的清洁卫生，保持乳头清洁干燥，避免用力挤压或撞击乳房。

4.矫正乳头凹陷：如有乳头内陷，应经常挤捏，提拉矫正。

第九节　腹股沟疝患者护理与健康教育

【概述】

腹股沟疝（Inguinal Hernia）指发生在腹股沟区域的腹外疝。产生腹股沟疝的病因尚未完全清楚，但与性别、年龄、家族史有关。按发生的解剖部位分类，分为斜疝、直疝、股疝、复合疝和股血管周围疝；按疝内容物进入疝囊的状况分类，分为易复性疝、难复性疝、嵌顿性疝和绞窄性疝；此外还有特殊类型疝。腹股沟斜疝是最常见的腹外疝，多见于儿童和成年人；腹股沟直疝多见于老年人。

【护理】

执行普外科疾病患者一般/腹腔镜护理。

（一）术前护理

1.休息与活动：保持情绪稳定，规律生活作息，保证良好的睡眠。疝块较大、年老体弱者减少活动，活动时佩戴医用疝带，避免腹腔内容物脱出造成疝嵌顿。

2.饮食与营养：鼓励患者进食富含膳食纤维的食物，保持大便通畅，控制体重。

3.术前准备

（1）吸烟者，术前2周开始戒烟。

（2）消除引起腹内压增高的因素，如严重腹水、前列腺增生、便秘和慢性咳嗽等，术前需要作相应的处理，减少并发症。

（3）指导患者术前适应性训练：呼吸功能锻炼、床上活动、床上大小便及踝泵运动等。

（4）遵医嘱备皮，便秘者术前晚给予灌肠，清除肠内积粪，防止术后腹胀及排便困难。

（5）特殊用物准备：准备尺寸合适的弹力短裤及毛巾两条。

4.心理护理：向患者解释疝的病因和诱发因素、手术治疗的必要性等，给予适当的心理支持，使患者保持良好的心态，正确对待疾病。

5.病情观察：观察突出体表包块及腹部情况，如有突出体表包块不能还纳且伴腹痛时，警惕疝嵌顿可能，立即与医生联系，及时处理。

6.嵌顿性及绞窄性疝多伴有急性肠梗阻，往往有腹水、酸中毒和全身感染症状，应紧急手术。术前除一般护理外，应做好禁食、输液、留置胃肠减压，纠正水、电解质及酸碱平衡失调，备血、抗感染等护理措施。

（二）术后护理

1.病情观察：严密监测生命体征，观察患者阴囊有无肿胀及腹部症状体征的变化。

2.体位与活动：术日取平卧位，鼓励患者下肢行踝泵运动，遵医嘱给予间歇充气加压泵治疗，预防深静脉血栓形成。术后第1d穿着弹力短裤，腹股沟区垫毛巾后，可下床活动，避免劳累。

3.饮食与营养：手术后6~12h可进流质饮食。如行肠切除吻合术后暂禁食，待肠道功能恢复后，遵医嘱进流质饮食，逐渐改为半流质和普通饮食。

4.呼吸道管理：保持呼吸道通畅。遵医嘱给予氧气吸入，鼓励患者进行深呼吸。痰液黏稠者遵医嘱给予雾化吸入，促进痰液排出，预防肺部感染的发生。咳嗽时注意保护切口及腹股沟区域，以减轻疼痛及避免疝复发。

5.切口护理：观察切口敷料情况，有无渗液、渗血，保持敷料清洁干燥，如有异常立即通知医生。

6.疼痛管理：评估疼痛的部位、性质、持续时间及伴随症状，有效控制疼痛，必要时遵医嘱合理应用镇痛药。

7.心理护理：护士要关心体贴患者，帮助患者正确认识疾病及预后，给予心理上的支持，以增强患者战胜疾病的信心。

8.防止腹内压增高：观察患者有无腹胀、腹痛，有无排尿、排便困难，有无咳嗽、咳痰等，如有异常应及时通知医生，给予相应处理。

（三）并发症护理

阴囊积液/血清肿：巨大腹股沟疝发生率较高。因阴囊比较松弛、位置较低，渗血和渗液易积聚于阴囊。密切观察阴囊有无肿胀，皮肤颜色有无改变，如有异常及时通知医生处理，必要时用棉垫将阴囊托起。

【健康教育】

1.活动指导：适当活动，劳逸结合。3个月内避免重体力劳动及剧烈运动。

2.饮食指导：戒烟，多吃富含膳食纤维的食物，保持大便通畅，控制体重。

3.防止复发：①术后穿着弹力短裤7~10d。卧床休息时可脱掉弹力短裤，半卧位或站立位时必须穿着。②减少和消除引起腹内压增高的因素。如有便秘、慢性咳嗽、前列腺增生等疾病，积极处理。

4.复诊指导：血清肿早期可用芒硝冰片外敷、口服迈之灵治疗，若术后1个月血清肿无变小趋势且胀痛明显，嘱患者及时复诊。

第十节　腹壁切口疝患者护理与健康教育

【概述】

腹壁切口疝（Incisional Hernia）为医源性疾病，是由于腹壁切口的筋膜和（或）肌层未能完全愈合，在腹内压的作用下而形成的疝，其疝囊可有完整或不完整的腹膜上皮。依据腹壁缺损大小分类：小切口疝：腹壁缺损最大径＜4cm；中切口疝：腹壁缺损最大径为4~8cm；大切口疝：腹壁缺损最大径为＞8~12cm；巨大切口疝：腹壁缺损最大直径＞12cm或疝囊容积与腹腔容积比＞20％。腹壁切口疝也会发生嵌顿、绞窄，给机体造成的危害主要取决于疝囊的大小和疝出组织或器官的多少。

【护理】

执行普外科疾病患者一般/腹腔镜护理。

（一）术前护理

1.休息与活动：保持情绪稳定，规律生活作息，保证良好的睡眠。疝块较大、年老体弱者减少活动，活动时佩戴弹力腹带，避免腹腔内容物脱出造成疝嵌顿。

2．饮食与营养：鼓励患者进食富含膳食纤维的食物，保持大便通畅，控制体重。

3．术前准备

（1）吸烟者，术前2周开始戒烟。

（2）消除引起腹内压增高的因素，如严重腹水、前列腺增生、便秘和慢性咳嗽等，术前需要做相应的处理，减少并发症。

（3）腹腔扩容及腹肌顺应性训练：术前2～3周将疝内容物还纳入腹腔，弹力腹带束扎腹部，防止疝块突出。避免术后疝内容物还纳腹腔后发生腹腔间室综合征。

（4）指导患者术前适应性训练：呼吸功能锻炼、床上活动、床上大小便及踝泵运动等。

（5）遵医嘱备皮，合血，术前一日肠道准备，防止术后腹胀及排便困难。目前临床上多采用口服等渗性导泻药物，服药过程中注意多饮水，总量在2000mL以上。

4．心理护理：安慰患者和家属，给予适当的心理支持，使患者保持良好的心态，减轻患者紧张恐惧心理。

5．呼吸道管理：严密监测呼吸功能，对伴有呼吸功能不全的患者术前1～2周进行呼吸肌锻炼。

（1）缩唇呼气训练：用鼻吸气，缩唇做缓慢呼气，在不感到费力的情况下，自动调节呼吸频率、呼吸深度和缩唇程度。每日3次，每次30min。

（2）腹式呼吸锻炼：上身肌群放松做深呼吸，一手放于腹部，一手放于胸前，用鼻吸气时尽力挺腹，用嘴呼气时腹部内陷，尽量将气体呼出。一般吸气2s，呼气4～6s，呼吸时间比2∶1或3∶1。开始每日2次，每次10～15min，逐渐增加次数、延长时间。

6．病情观察：观察突出体表包块及腹部情况，如有突出体表包块不能还纳且伴腹痛时，警惕疝嵌顿可能，立即通知医生及时处理。

（二）术后护理

1．病情观察：严密监测生命体征，观察尿量及腹部症状体征的变化。

2．体位与活动：患者清醒后，采取半卧位，以减轻腹壁刀口的张力。卧床期间鼓励患者下肢行踝泵运动，遵医嘱给予间歇充气加压泵治疗，预防深静脉血栓形成。术后1d应用弹力腹带束扎腹部，患者可下床活动，以促进排气、排便，降低腹腔内压力，逐渐增加活动量。

3.饮食与营养：术后常规禁食，术后1d可试饮水。如行肠切除吻合术后暂禁饮食，待肠道功能恢复后，遵医嘱由流质饮食逐渐过渡到普通饮食。

4.呼吸道管理：保持呼吸道通畅，遵医嘱给予氧气吸入，鼓励患者进行深呼吸。痰液黏稠者，遵医嘱给予雾化吸入，促进痰液排出，预防肺部感染的发生。咳嗽时注意保护切口，以减轻疼痛及避免疝复发。

5.切口及引流管护理：观察切口敷料情况，有无渗液、渗血，保持敷料的清洁干燥；妥善固定引流管，规范标识，避免受压、扭曲和折叠，保持引流通畅，观察并记录引流液的颜色、性质及量，如有异常立即通知医生。

6.疼痛管理：评估疼痛的部位、性质、持续时间及伴随症状，有效控制疼痛，必要时遵医嘱合理应用镇痛药。

7.心理护理：护士要关心体贴患者，帮助患者正确认识疾病及预后，给予心理上的支持，以增强患者战胜疾病的信心。

8.防止腹内压增高：观察患者有无恶心、呕吐、腹胀、排尿排便困难及剧烈咳嗽等，如有异常及时通知医生处理，避免因腹内高压发生腹腔间室综合征。

（三）并发症护理

腹腔间室综合征（Abdominal Compartment Syndrome，ACS）：由于腹腔内高压导致心血管系统、呼吸系统、肾脏、腹腔器官、腹壁和颅脑等功能障碍或衰竭的综合征，是腹壁巨大切口疝术后可能出现的最严重并发症之一，以腹内高压呼吸窘迫、少尿或无尿为特征，可危及生命。疝修补术后应密切观察患者有无腹胀、腹痛、呼吸困难、尿量变化及肠道功能恢复等情况，如有异常及时通知医生处理。

【健康教育】

1.疾病认知：向患者解释腹壁切口疝的成因、症状及治疗方法，使其对该病有全面的认识。

2.自我护理指导

（1）教导患者如何保持切口的清洁与干燥，避免感染。

（2）指导患者合理饮食，保持大便通畅，避免便秘。

（3）鼓励患者适当进行体育锻炼，如慢走、打太极拳等，但需避免剧烈运动增加腹内压力。

3.心理支持

（1）给予患者心理关怀与安慰，缓解其因手术产生的恐惧、焦虑等情绪。

（2）鼓励患者保持乐观的心态，积极面对疾病与康复过程。

4.定期复查：强调定期复查的重要性，以便及时关注身体的恢复情况并调整治疗方案。

第十一节　胃癌患者护理与健康教育

【概述】

胃癌（Gastric Carcinoma）是指原发于胃黏膜上皮的恶性肿瘤。发病因素有：地域环境及饮食生活因素（长期食用熏烤、盐腌食品者，食物中缺乏新鲜蔬菜水果者，吸烟者）；幽门螺杆菌（Helicobacter Pylori，HP）感染；癌前疾病（慢性萎缩性胃炎、胃息肉、胃溃疡及胃部分切除后的残胃）；遗传和基因等。

【护理】

执行普外科疾病患者一般/腹腔镜护理。

（一）术前护理

1.休息与活动：保持情绪稳定，规律生活作息，保证良好的睡眠。有睡眠障碍者遵医嘱给予助眠药物。

2.饮食与营养：术前根据营养风险筛查结果制订营养诊疗计划，给予膳食指导、肠内营养（口服营养制剂、管饲）和肠外营养。提供高蛋白、高热量、低脂和丰富维生素的饮食，应给予口服营养制剂的患者详尽指导。营养不良伴幽门梗阻的患者可以通过肠外营养支持或输注白蛋白来改善营养状况。

3.术前准备

（1）指导患者术前适应性训练：呼吸功能锻炼、床上活动、床上大小便和踝泵运动等。

（2）遵医嘱备皮、合血，术前一日肠道准备，目前临床上多采用口服等渗性导泻药物，服药过程中注意多饮水，总量在2000 mL以上，术前8 h禁饮食。

4.心理护理：宽慰患者和家属，给予适当的心理支持，根据患者掌握疾病知识的程度有针对性地介绍与疾病和手术相关的知识，使患者保持良好的心态，减轻患者紧张恐惧心理，促进疾病的康复。

5.对有幽门梗阻者，术前3d每晚用温生理盐水洗胃，减轻胃黏膜水肿，利于切口愈合。

（二）术后护理

1.病情观察：严密监测生命体征，密切观察神志、尿量及腹部体征变化。

2.体位与活动

（1）麻醉清醒，血压平稳后，可改半卧位，以利于呼吸和引流。

（2）术后早期可鼓励患者在床上多活动，术后1~2d视情况协助患者下床活动，循序渐进增加活动量，避免出现跌倒、管路滑脱等。

3.饮食与营养

（1）术后禁食期间给予肠外营养支持，维持水电解质、酸碱平衡和血容量稳定。有营养风险或营养不良的患者术后应尽早启动肠内营养，根据患者耐受情况逐渐增加营养液浓度及量，逐步过渡到流质、半流质、正常饮食。

（2）进食原则：少食多餐，开始进食流质饮食每日5~6餐，根据胃肠耐受程度逐渐增加饮食量。

（3）肠内营养注意事项：参见本章"普外科疾病患者一般护理"。

4.呼吸道管理：保持呼吸道通畅。遵医嘱给予氧气吸入，根据病情选择吸氧方式及吸氧流量。鼓励患者有效咳嗽咳痰，给予叩背、振动排痰机辅助排痰，痰液黏稠者遵医嘱给予雾化吸入，促进痰液排出，预防肺部感染的发生。

5.切口及引流管护理：观察切口敷料有无渗液、渗血情况，保持敷料的清洁干燥；妥善固定引流管，规范标识，避免受压、扭曲和折叠，保持引流通畅，观察引流液颜色、性质及量的变化并作好记录，如有异常立即通知医生处理。

6.疼痛管理：有效控制疼痛，可预防性应用镇痛药物。准确评估疼痛的部位、性质、持续时间及伴随症状，疼痛评估≥4分者，及时通知医生，遵医嘱给予镇痛药物，注意观察镇痛效果。

7.心理护理：关心体贴患者，帮助患者正确认识疾病及预后，给予心理上的支持，以增强患者战胜疾病的信心。

（三）并发症护理

1.术后胃出血：严密观察患者的生命体征、腹部症状、尿量等变化；动态观察胃管引流液的颜色、性质、质量。若短期内胃管不断引流出鲜红色血性液体，甚至出现呕血和黑便，提示胃出血，应及时给予止血药物、扩容、输血、冰生理盐水洗胃等措施；若经非手术治疗不能有效止血时，做好急症手术准备。

2.十二指肠残端破裂：多发生于术后24～48h，表现为突发性上腹部剧痛、体温升高和腹膜刺激征；白细胞计数增加；腹腔穿刺可抽出胆汁样液体。给予保持引流通畅，积极纠正水、电解质紊乱和酸碱失衡，加强营养支持等措施，做好急症手术准备。

3.胃肠吻合口破裂或瘘：多发生于术后3～7d，表现为体温升高，上腹部疼痛和腹膜刺激征，胃肠减压管引流量突然减少而腹腔引流管引出含肠内容物的浑浊液体，给予禁食、胃肠减压，保持引流通畅，做好引流管周围皮肤的护理；加强营养支持，注意维持水电解质和酸碱平衡。

4.胃排空障碍：多发生于术后7～10d，患者在改为半流质饮食或进食不易消化的食物后发生上腹饱胀、钝痛和呕吐，呕吐物含食物和胆汁，应给予禁食、胃肠减压、肠内外营养支持，采用胃动力药物和针灸理疗等措施。

5.术后梗阻：一般分为输入袢梗阻、输出袢梗阻和吻合口梗阻。注意观察患者呕吐的时间、次数、呕吐物的性质及量，以确定梗阻部位，给予禁食，胃肠减压，营养支持等措施。

【健康教育】

1.休息与活动：注意休息，适当锻炼，劳逸结合，保持良好心态。

2.饮食与营养：戒烟酒；饮食逐渐过渡至普通饮食，注意少量多餐，宜进高蛋白、低脂肪饮食，多食新鲜蔬菜水果，少食盐腌和熏烤食物；补充铁剂和足量维生素；食物宜温、软、易于消化，忌食生、冷、硬和刺激性食物。

3.胃癌的预防：积极治疗HP感染和胃癌的癌前疾病，如慢性萎缩性胃炎、胃息肉、胃溃疡等。高危人群定期检查，如大便隐血试验、内镜检查等。

4.自我观察和定期复诊：术后3年内每3～6个月复查1次，术后3～5年每半年复查1次，5年后每年复查1次。若有上腹部隐痛不适、饱胀、肝区疼痛、无明显诱因体重减轻、锁骨上淋巴结肿大等表现时，应及时就诊。

第十二节　胃肠道间质瘤患者护理与健康教育

【概述】

胃肠道间质瘤（Gastrointestinal Stromal Tumors，GIST）是消化道常见的间叶源性肿瘤，是具有恶性潜能的消化道肿瘤，60％～70％发生在胃，20％～30％发生在小肠，10％发生在结肠，也可发生在食管、网膜和肠系膜等部位。所有的GIST均应被看作是恶性的、有复发和转移倾向的肿瘤。

【护理】

1.胃间质瘤患者护理参见本章"胃癌患者护理"。

2.肠间质瘤患者护理参见本章"大肠癌患者护理"。

【并发症护理】

1.胃间质瘤患者并发症护理参见本章"胃癌患者并发症护理"。

2.肠间质瘤患者并发症护理参见本章"大肠癌患者并发症护理"。

【健康教育】

1.规范应用甲磺酸伊马替尼，观察药物副作用。甲磺酸伊马替尼应在进餐时用一大杯水冲服，以降低胃肠道功能紊乱的风险；服药期间避免食用葡萄柚、杨桃等，以免影响血药浓度。

2.其他：胃间质瘤患者健康教育参见本章"胃癌患者护理"，肠间质瘤患者健康教育参见本章"大肠癌患者护理常规"。

第十三节　减重与代谢手术患者护理与健康教育

【概述】

肥胖症（Obesity）是指体内脂肪堆积过多和（或）分布异常导致的体重增加，是一种多因素的慢性代谢性疾病，与年龄、性别、遗传、不健康饮食和生活方式等因素密切相关。当肥胖达到一定程度，发生一个或者多个与肥胖相关的并发症时，称之为病态肥胖症。代谢异常和肥胖相关并发症包括高血压、糖尿病、睡眠呼吸暂停综合征、多囊卵巢综合征等。

【护理】

执行普外科疾病患者腹腔镜护理。

（一）术前护理

1.休息与活动：保持情绪稳定，规律生活作息，保证良好睡眠。有睡眠障碍者遵医嘱给予助眠药物。

2.饮食与营养：鼓励患者进食低糖、低脂、高蛋白、富含纤维素的食物，控制总热量的摄入。

3.术前准备

（1）指导患者术前适应性训练：呼吸功能锻炼、床上活动、床上大小便及踝泵运动等。

（2）遵医嘱备皮，术前一日肠道准备，目前临床上多采用口服等渗性导泻药物，服药过程中注意多饮水，总量在2000 mL以上。术前8 h禁饮食。

（3）了解患者有无高血压、冠心病、糖尿病、睡眠呼吸暂停等病史，配合医生完善各项术前检查及六围（颈围、胸围、腰围、臀围、上臂围、大腿围）测量。

4.心理护理：肥胖为患者带来负面心理，可通过同伴教育、为患者讲解肥胖症以及手术相关知识，做好心理疏导，缓解紧张情绪。

（二）术后护理

1.病情观察：严密监测生命体征，收缩压控制在90～130 mmHg之间，预防出血。密切观察神志、尿量及腹部体征变化。

2.体位和活动：麻醉清醒、血压平稳后，可给予半卧位，有利于呼吸和引流。术后4～8 h视情况鼓励并协助患者下床活动，预防下肢静脉血栓的发生。

3.饮食与营养：①手术当日禁食。②术后第1 d如无恶心、呕吐，即可试饮水，选择温凉开水，每次饮水量20～30 mL，慢慢咽下，两次间隔2～5 min，如饮水后有恶心、反酸、腹胀等不适，可以适当减少单次饮水量或延长间隔时间至15～30 min，术后第一日的总饮水量可以达到500 mL甚至更多。③术后第2 d可进食无渣米汤，米汤与水交替饮用，一天的饮入量可以达到800～1000 mL。④术后第3 d，在进食无渣流质饮食的基础上，可以添加去油清汤（鸡汤、鱼汤、排骨汤等），适当添加食盐，一天的饮入量可以达到1500～2000 mL。⑤每天根据体重及饮入量予以合理静脉补液，所补充的能量低于机体需要量。

4.呼吸道管理：观察呼吸频率和节律，保持呼吸道通畅。遵医嘱给予氧气吸入，鼓励患者有效咳嗽咳痰，给予叩背、振动排痰机辅助排痰，痰液黏稠者遵医嘱给予雾化吸入，促进痰液排出，预防肺部感染的发生。

5.切口及引流管护理：观察切口敷料有无渗液、渗血情况，保持敷料的清洁干燥；妥善固定引流管，规范标识，避免受压、扭曲和折叠，保持引流通畅，观察引流液颜色、性质及量的变化并作好记录，如有异常立即通知医生处理。

6.疼痛管理：有效控制疼痛，可预防性应用镇痛药物。准确评估疼痛的部位、性质、持续时间及伴随症状，疼痛评估≥4分者，及时通知医生，遵医嘱给予镇痛药物，注意观察镇痛效果。

7.心理护理：减重手术后，患者面临生活方式、饮食习惯的改变，需关心体贴患者，鼓励患者说出内心的感受，给予患者心理上的支持，帮助患者树立改变自我的信心，指导患者自我饮食监控、运动和情绪管理，保持减重效果。

（三）并发症护理

1.出血：严密观察患者的生命体征、腹部症状、尿量等变化；动态观察引流液的颜色、性质、量。若引流管短期内引流出大量鲜红色血性液体，立即通知医生，配合急救和护理。

2.胃瘘：多见于术后1～2周，表现为体温升高，上腹部疼痛和腹膜刺激症，腹腔引流管引出浑浊液体。一旦发生及时通知医生相应处理。

【健康教育】

1.休息与活动

（1）运动开始时间：建议术后早期（术后1～2周）恢复运动，运动量和运动强度逐渐增加。

（2）运动时长：每日30～60min，每周5次，目标每周300min。

（3）运动项目：有氧运动、力量训练等，从最低强度开始，避免过度增加全身关节、脊柱负担。

2.饮食与营养

（1）指导患者渐进式阶段饮食，分为4个阶段，即清流质饮食—全流质饮食—半流质饮食（术后1月后）—正常饮食（术后3月后）；如果进食后出现呕吐、腹胀或腹痛，应立即停止进食，并退回到上一阶段。

（2）少食多餐，每天6~8餐，进食普通饮食时，注意细嚼慢咽，每口饭至少咀嚼20次。

（3）宜进食低糖、低脂、高蛋白、富含纤维素和富含微量元素的食物。

（4）保证每天液体摄入量不少于2000 mL，最好达到2500~3000 mL。术后3个月内不宜饮用冰水、咖啡、茶类、碳酸饮料、酒等。液体与固体分食，建议餐前15 min、餐后30 min内不要饮水。

（5）规律饮食，保证按时吃早餐，预防胆结石。

3.用药护理：遵医嘱口服抑酸、保护胃黏膜、预防胆囊结石等针对性药物，观察药物有无不良反应。

4.育龄期女性术后1.5~2年内注意避孕。

5.定期复诊：时间为术后1个月、3个月、6个月、1年，1年后每年随访1~2次。

第十四节　肠梗阻患者护理与健康教育

【概述】

肠梗阻（Intestinal Obstruction）是指肠内容物由于各种原因不能正常运行、顺利通过肠道，是常见的外科急腹症之一。肠梗阻不但可引起肠管形态和功能上的改变，还可导致一系列全身性病理生理改变，严重者可危及患者的生命。

【护理】

执行普外科疾病患者一般/腹腔镜护理。

（一）术前护理

1.休息与活动：保持情绪稳定，规律生活作息，保证良好睡眠。有睡眠障碍者遵医嘱给予助眠药物。患者疼痛时正确评估患者的疼痛程度，及时遵医嘱使用镇痛药，评估镇痛药效果，保证患者良好睡眠及休息。

2.饮食与营养：肠梗阻需禁饮食时，给予肠外营养支持，合理静脉补液，维持水、电解质、酸碱平衡和血容量稳定。

3.术前准备

（1）指导患者术前适应性训练：呼吸功能锻炼、床上活动、床上大小便及踝泵运动等。

（2）遵医嘱备皮、合血，做药物敏感试验以及做好术前宣教。

4.心理护理：因病程较长，患者常出现焦虑、悲观等不良心理反应，护士可向患者和家属讲解肠梗阻疾病的相关知识，针对性地进行心理疏导，以取得配合。

5.病情观察：严密观察患者生命体征，呕吐次数、量及呕吐物的性状，腹部症状体征，及时了解实验室检查指标。一旦出现持续性腹部剧痛，或腹痛突然加剧，腹肌紧张，腹部压痛、反跳痛，腹部触及明显包块等，应怀疑绞窄性肠梗阻的发生，应立即报告医生，做好急诊手术的准备。

（二）术后护理

1.病情观察：严密监测生命体征，密切观察神志、尿量及腹部体征变化。

2.体位与活动

（1）麻醉清醒、血压平稳后，可改半卧位，有利于呼吸和引流。

（2）术后早期可鼓励患者在床上多活动，术后恢复较好，可鼓励并协助患者尽早下床活动，循序渐进增加活动量，避免出现跌倒、管路滑脱等。

3.饮食与营养：术后禁食期间给予肠外营养支持，维持水电解质、酸碱平衡和血容量稳定。有营养风险或营养不良的患者术后应尽早启动肠内营养，根据患者耐受情况逐渐增加营养液浓度及量，逐步过渡到流质、半流质、正常饮食。

4.呼吸道管理：保持呼吸道通畅。遵医嘱给予氧气吸入，根据病情选择吸氧方式及吸氧流量。鼓励患者有效咳嗽咳痰，给予叩背、振动排痰机辅助排痰，痰液黏稠者遵医嘱给予雾化吸入，促进痰液排出，预防肺部感染的发生。

5.切口及引流管护理：观察切口敷料有无渗液、渗血情况，保持敷料的清洁干燥；妥善固定引流管，规范标识，避免受压、扭曲和折叠，保持引流通畅，观察引流液颜色、性质及量的变化并做好记录，如有异常立即通知医生处理。

6.疼痛管理：有效控制疼痛，准确评估疼痛的部位、性质、持续时间及伴随症状，疼痛评估≥4分者，及时通知医生，遵医嘱给予镇痛药物，注意观察镇痛效果。

7.心理护理：关心体贴患者，帮助患者正确认识疾病及预后，给予患者心理上的支持，以增强患者战胜疾病的信心。

（三）并发症护理

1.术后肠梗阻：鼓励患者术后早期床上翻身及活动，病情允许情况下尽早下床活动，促进胃肠道功能的恢复，防止肠粘连。一旦出现腹部阵发性疼痛、腹胀、呕吐等，应立即通知医生，给予禁食、胃肠减压、纠正水电解质和酸碱失衡、防治感染等措施。

2.腹腔感染及肠瘘：观察患者生命体征、腹部症状体征、引流液颜色、性质、量及实验室检查等，如出现腹部胀痛、持续体温升高、白细胞计数增高、引流液中出现混浊的肠内容物、腹壁切口处流出粪臭味液体等，提示发生腹腔感染、肠瘘，应积极给予营养支持、抗感染治疗、腹腔冲洗及充分负压引流。

【健康教育】

1.休息与活动：注意休息、适当锻炼、劳逸结合、保持良好心态，饭后忌剧烈运动。

2.饮食与营养：注意饮食卫生，宜进食高蛋白、丰富维生素、易消化饮食，少食辛辣刺激性食物，避免暴饮暴食。

3.便秘者应注意通过饮食调整、腹部按摩等方法保持大便通畅，无效者可使用缓泻剂。

4.自我观察和定期复诊：遵医嘱按时复诊，指导患者学习自我监测的方法，若出现腹痛、腹胀、停止排便排气等不适，及时就医。

第十五节　大肠癌患者护理与健康教育

【概述】

大肠癌（Colon Cancer）包括结肠癌及直肠癌。本病与饮食习惯（高脂、高蛋白和低纤维饮食）、遗传因素、癌前病变（家族性肠息肉病）等因素有关。左半结肠癌以梗阻症状、排便习惯与粪便性状改变等为主要表现。右半结肠癌以右下腹隐痛不适，贫血，腹部肿块等为主要表现，部分患者可出现消瘦乏力。直肠癌以直肠刺激征状如便意频繁、里急后重、排便不尽感等，以及大便性状改变如黏液血便、大便变形或变细等为主要表现。

【护理】

执行普外科疾病患者一般/腹腔镜护理。

（一）术前护理

1.休息与活动：保持情绪稳定，规律生活作息，保持良好睡眠。有睡眠障碍者遵医嘱给予助眠药物。

2.饮食与营养：术前根据营养风险筛查结果制订营养诊疗计划，给予膳食指导、肠内营养（口服营养制剂、管饲）和肠外营养。提供高蛋白、高热量、低脂、丰富维生素、易消化的少渣饮食，应详尽指导需口服营养制剂的患者。伴有贫血、低蛋白血症的患者可少量多次输血、白蛋白等，通过肠内外营养支持，改善营养状况。

3.术前准备

（1）指导患者术前适应性训练：呼吸功能锻炼、床上活动、床上大小便及踝泵运动等。

（2）遵医嘱备皮、合血、药物敏感试验，做好术前宣教。

（3）肠道准备：充分的肠道准备可减少或避免术中污染、术后感染，预防吻合口瘘，增加手术的成功率。①饮食准备：术前3d进无渣半流质饮食，术前1～2d进无渣流质饮食，给予口服全营养制剂，每日4～6次，至术前12h。②肠道清洁：一般术前1d进行肠道清洁，目前临床上多采用口服等渗性导泻药物，服药过程中注意多饮水，总量在2000mL以上，直至排出的粪便呈无渣、清水样为止。若行机械性肠道准备，应联合口服抗生素。

4.心理护理：患者可能表现为对癌症的否认，对预后的恐惧。指导患者与家属了解疾病的发生、发展与预后，解释造口的目的、功能以及术后可能出现的情况及相应的处理办法，帮助患者树立信心，积极配合治疗。

5.肠造口定位

（1）定位要求：①根据手术方式及患者生活习惯选择造口位置。②患者取半坐卧位、坐位、弯腰、站立等不同体位时，自己能看清造口的位置。③肠造口位于腹直肌内。④造口所在位置应避开瘢痕、皮肤凹陷、褶皱、皮肤慢性病变、系腰带及骨隆突处。

（2）定位方法：医师/造口护理师根据患者的情况选定造口位置，做好标记，用透明薄膜覆盖，嘱患者改变体位时观察预选位置是否满足上述要求，以便及时调整。

（二）术后护理

1.病情观察：严密监测生命体征，密切观察神志、尿量及腹部体征变化。

2.体位与活动

（1）麻醉清醒，血压平稳后，可改半卧位，有利于呼吸和引流。

（2）术后早期可鼓励患者床上多活动，术后1～2d视情况协助患者下床活动，循序渐进增加活动量，避免出现跌倒、管路滑脱等。

3.饮食与营养：术后禁食期间给予肠外营养支持，维持水电解质、酸碱平衡和血容量稳定。有营养风险或营养不良的患者术后应尽早启动肠内营养，根据患者耐受情况逐渐增加营养液浓度及量，逐步从流质、半流质、过渡到正常饮食。注意有无腹痛、腹胀、恶心、呕吐等情况。

4.呼吸道管理：保持呼吸道通畅。遵医嘱给予氧气吸入，根据病情选择吸氧方式及吸氧流量。鼓励患者有效咳嗽咳痰，给予叩背、振动排痰机辅助排痰，痰液黏稠者遵医嘱给予雾化吸入，促进痰液排出，预防肺部感染的发生。

5.切口及引流管护理：观察切口敷料有无渗液、渗血情况，保持敷料的清洁干燥；妥善固定引流管，规范标识，避免受压、扭曲和折叠，保持引流通畅，观察引流液颜色、性质及量的变化并作好记录，如有异常立即通知医生处理。

6.疼痛管理：有效控制疼痛，可预防性应用镇痛药物。准确评估疼痛的部位、性质、持续时间及伴随症状，疼痛评估≥4分者，及时通知医生，遵医嘱给予镇痛药物，注意观察镇痛效果。

7.心理护理：关心体贴患者，帮助患者正确认识疾病及预后，给予心理上的支持，以增强患者战胜疾病的信心。

8.肠造口的护理

（1）术后造口观察。①活力：正常造口应为新鲜的牛肉红色，表面光滑湿润。术后早期肠黏膜轻度水肿属正常现象，1周左右水肿消退。②高度：肠造口一般高出皮肤表面1～2cm，利于排泄物排入造口袋内。③形状与大小：肠造口一般呈圆形或椭圆形，结肠造口比回肠造口直径大。

（2）造口开放以后予以更换造口袋，指导患者及家属学习造口袋的更换方法。

（3）饮食指导：调节饮食，宜进食易消化的熟食，以高热量、高蛋白、丰富维生素的少渣食物为主，以使大便成形；避免食用过多粗纤维食物及洋葱、大蒜、豆类、山芋等可产生刺激性气味或胀气的食物；少吃辛辣刺激性食物，多饮水。

（4）造口及其周围常见并发症观察与护理

①造口出血：注意观察出血量，及时处理。

②造口缺血性坏死：严密观察血运，若肠造口出现暗红色或紫色，提示肠黏膜缺

血；若局部或全部肠管变黑，提示肠管缺血性坏死。应解除一切可能对造口产生压迫的因素并报告医生。

③皮肤黏膜分离：分离较浅者，可先用造口护肤粉喷洒局部，再用防漏膏/条或水胶体敷料阻隔；分离较深者，宜先去除黄色腐肉和坏死组织，再用藻酸盐辅料填充伤口、防漏膏/条或水胶体敷料阻隔后粘贴造口袋。

④结肠造口狭窄：密切观察有无腹痛、腹胀、恶心、呕吐、停止排气排便等肠梗阻症状。可遵医嘱每日扩张造口一次。

⑤造口回缩：轻度回缩时，可选用凸面底盘的造口袋；严重者需手术重建造口。

⑥造口脱垂：轻度脱垂，无须特殊处理；中度可手法复位并使用腹带稍加压包扎；重症者需手术处理。

⑦造口周围皮肤损伤：指导患者使用合适的造口护理用品并正确护理造口。

⑧造口旁疝：应指导患者避免增加腹压，如避免提举重物、治疗慢性咳嗽和排尿困难、预防便秘等。轻者可佩戴特制的疝气带，重者需手术修补。

（5）帮助患者接纳并主动参与造口的护理：与患者热情交谈，鼓励其说出内心感受，有针对性地进行帮助；让家属参与造口的护理过程，以排解其孤立、无助感，促使其以积极乐观的态度面对造口，逐步掌握造口护理技能并逐步恢复正常生活。

（三）并发症护理

1.吻合口瘘：观察有无腹膜刺激征，引流液颜色有无浑浊。一旦发生吻合口瘘，应禁食，给予胃肠减压，营养支持治疗，盆腔或骶前等引流管持续负压吸引。术后7～10d内禁止灌肠。

2.切口感染：观察切口有无红肿、渗出、剧烈疼痛等，注意渗液的颜色、性质、量，观察患者体温变化。有肠造口者，尽量取肠造口侧卧位，及时更换浸湿的敷料；有会阴部切口者，保持局部清洁干燥；合理安排换药顺序，先换腹部切口再换会阴部切口。

【健康教育】

1.休息与活动：嘱患者注意休息，适当锻炼，劳逸结合，保持良好心态，避免自我封闭，尽可能融入正常的工作、生活和社交活动。对于有肠造口的患者，可参加造口患者交流群，学习、交流彼此的经验和体会，相互鼓励重拾自信。

2.饮食与营养：根据患者情况调节饮食，宜进食新鲜蔬菜、水果，多饮水，避免高脂肪及辛辣刺激性食物；行肠造口者，需注意控制过多粗纤维及易胀气食物等。

3.教会患者及家属更换造口袋的方法，指导患者结肠灌洗器的应用。

4.自我观察和定期复诊：术后3年内每3～6个月定期门诊复查，术后第3～5年内每半年复查，5年后每年复查。指导患者配合完成化疗、放疗、免疫治疗，出现血小板和白细胞计数明显降低时，及时就医。

第十六节　肝癌患者护理与健康教育

【概述】

肝癌可分为原发性和继发性两种。原发性肝癌主要包括肝细胞癌（Hepatocellular Carcinoma，HCC）和肝内胆管癌（Intrahepatic Cholangiocarcinoma，ICC）以及混合型肝细胞癌–胆管癌（Combined Hepatocellular Cholangiocarcinoma，cHCC–CC）。继发性肝癌（Secondary Liver Cancer）又称转移性肝癌，是肝外器官的原发癌转移到肝所致。

【护理】

执行普外科疾病患者一般/腹腔镜护理术前护理。

（一）术前护理

1.休息与活动：保持情绪稳定，规律生活作息，保证良好睡眠。有睡眠障碍者遵医嘱给予助眠药物，保证患者良好睡眠及休息。

2.饮食与营养：宜采用高蛋白、高热量、高维生素、易消化饮食；合并肝硬化有肝功能损害者，应适当限制蛋白质摄入；必要时可给予静脉营养支持，输注血浆、白蛋白，补充凝血因子，以改善贫血、纠正低蛋白血症和凝血功能障碍，提高手术耐受力。

3.术前准备

（1）指导患者术前适应性训练：呼吸功能锻炼、床上活动、床上大小便及踝泵运动等。

（2）遵医嘱备皮，合血，术前1d肠道准备，目前临床上多采用口服等渗性导泻药物，服药过程中注意多饮水，总量在2000mL以上。

4.心理护理：鼓励患者说出内心感受和最关心的问题，安慰患者和家属，给予适当的心理支持，根据患者掌握疾病知识的程度有针对性地介绍与疾病和手术相关的知识，使患者保持良好的心态，减轻患者紧张恐惧心理，以最佳的心态接受治疗和护理，促进疾病的康复。

5.维持体液平衡：对肝功能不良伴腹水者，严格控制水和钠盐的摄入量；遵医嘱合理补液与利尿，纠正水电解质失调。

6.疼痛管理：为肿瘤快速增长致肝包膜张力增加引起，正确评估疼痛发生的时间、部位、性质、诱因和程度，及时遵医嘱使用镇痛药，评估镇痛药效果，指导患者控制疼痛和分散注意力的方法。

7.预防出血

（1）改善凝血功能：合并肝硬化者，术前3d适当补充血浆和凝血因子，以改善凝血功能，预防术中、术后出血。

（2）告诫患者尽量避免导致出血的诱因，如剧烈咳嗽、用力排便等致腹内压骤升的动作和外伤等。

（3）应用质子泵抑制剂，如奥美拉唑，预防应激性溃疡出血。

（4）加强腹部观察：若患者突发腹痛，伴腹膜刺激征，应高度怀疑肝癌破裂出血，及时通知医生，积极配合抢救，做好急症手术的各种准备。

8.拟行荧光腹腔镜肝切除术的患者应详细询问药物过敏史，遵医嘱给予静脉注射吲哚菁绿，注意药物用灭菌注射用水充分溶解，现用现配，缓慢推注，用药后观察患者有无恶心、发热、休克等不良反应。

（二）术后护理

1.病情观察：严密监测生命体征，密切观察神志、尿量及腹部体征变化。

2.体位和活动：麻醉清醒，血压平稳后，可改半卧位，以利于呼吸和引流。卧床期间协助和鼓励患者每1~2h改变一次体位，指导并协助患者进行踝泵运动。术后1d视情况协助患者下床活动，活动时需遵照循序渐进，量力而行的原则，预防下肢深静脉血栓形成等并发症。

3.饮食与营养：术后早期禁食，禁食期间给予静脉营养支持。术后1d拔除胃管后给予流质、半流质逐渐过渡至正常饮食。

4.呼吸道管理

（1）保持呼吸道通畅，鼓励患者有效咳嗽咳痰，给予叩背、振动排痰机辅助排痰，痰液黏稠者遵医嘱给予雾化吸入，促进痰液排出，根据医嘱用抗生素或祛痰药，预防肺部感染的发生。

（2）术后给予低流量氧气吸入3～5d，以提高血氧含量，增加肝细胞的供氧量，利于肝细胞的再生与修复。

5.切口及引流管护理：观察切口敷料有无渗液、渗血情况，保持敷料的清洁干燥；妥善固定引流管，规范标识，避免受压、扭曲和折叠，保持引流通畅，观察引流液颜色、性质及量的变化并做好记录，以便及早发现出血、胆漏，如有异常立即通知医生处理。

6.疼痛管理：有效控制疼痛，可预防性应用镇痛药物。准确评估疼痛的部位、性质、持续时间及伴随症状，疼痛评估≥4分者，及时通知医生，遵医嘱给予镇痛药物，注意观察镇痛效果。

7.心理护理：关心体贴患者，帮助患者正确认识疾病及预后，给予患者心理上的支持，以增强患者战胜疾病的信心。

8.护肝治疗：遵医嘱应用保肝药物，注意监测肝功能及各项生化指标。

（三）并发症护理

1.出血：严密观察生命体征及腹部体征，术后若腹腔引流管短时间内或持续引流出较大量血性液体（每小时引流量大于100 mL或24 h引流量大于300 mL），出现腹胀、腹围增大、伴面色苍白、脉搏细数、血压下降等表现时，提示腹腔内出血，应及时通知医生，配合急救和护理。

2.胆漏：术后患者若出现发热、腹胀、腹痛等腹膜炎表现，或腹腔引流液体中混有胆汁，常提示发生胆漏。及时通知医生，作相应处理，必要时行腹腔冲洗。

3.肝衰竭：注意观察患者神志变化及皮肤、巩膜、尿液的颜色。如患者出现烦躁不安、谵妄、昏迷等肝性脑病的先兆，或黄疸逐渐加深，肝功能各项指标不见好转，应考虑肝衰竭，应及时通知医生，及早处理。

【健康教育】

1.休息与活动：术后注意劳逸结合，进行适当锻炼；保持情绪稳定、心情愉快，以积极乐观的态度配合各项治疗和护理。

2.饮食与营养：多吃高热量、优质蛋白质、富含维生素和纤维素的食物。食物以清淡、易消化为宜。若有腹水、水肿，应控制水和食盐的摄入量。

3.用药护理：服用靶向免疫治疗药物的患者，指导其正确用药，关注腹泻、皮肤反应等副作用，定期复查肝功、血常规。

4.疾病指导：注意防治肝炎，不吃霉变食物。有肝炎、肝硬化病史和肝癌高发地区人群应定期做甲胎蛋白（AFP）检测或腹部B超检查，以期早期发现。

5.心理护理：鼓励患者和家属共同面对疾病，树立战胜疾病的信心，遵医嘱坚持综合治疗。

6.自我观察和定期复诊：遵医嘱按时复诊，若患者出现水肿、体重减轻、有出血倾向、黄疸和乏力等症状，应及时就诊。

第十七节　肝癌介入手术患者护理与健康教育

【概述】

肝癌介入治疗又称肝动脉栓塞化疗术是指经股动脉（或桡动脉）选择插管至肿瘤供血血管将抗癌药物或栓塞剂注入肝动脉的一种区域性局部化疗，它是非手术治疗肝癌的首选方法。

【护理】

执行普外科疾病患者一般护理。

（一）术前护理

1.休息与活动：保持情绪稳定，规律生活作息，保证良好的睡眠。有睡眠障碍者遵医嘱给予助眠药物，保证患者良好睡眠及休息。

2.饮食与营养：宜采用高蛋白、高热量、高维生素、易消化饮食；合并肝硬化有肝功能损害者，应适当限制蛋白质摄入；必要时可给予静脉营养支持，输注血浆、白蛋白，补充凝血因子，以改善贫血、纠正低蛋白血症和凝血功能障碍，提高手术耐受力。

3.术前准备

（1）指导患者术前适应性训练：呼吸功能锻炼、床上活动、床上大小便、踝泵运动等。

（2）术前洗澡，注意保暖。术前4h禁饮食。

（3）备好所需物品及药品，核对无误。

4.心理护理：安慰患者和家属，给予适当的心理支持，根据患者掌握疾病知识的程度有针对性地介绍与疾病和手术相关的知识，使患者保持良好的心态，减轻患者紧张恐惧心理，争取患者主动配合。

5.疼痛管理：为肿瘤快速增长致肝包膜张力增加引起，正确评估疼痛发生的时间、部位、性质、诱因和程度，及时遵医嘱使用镇痛药，评估镇痛药效果，指导患者控制疼痛和分散注意力的方法。

（二）术后护理

1.病情观察：严密监测生命体征，观察病情变化。密切观察患者腹部体征变化，有无腹痛、腹胀。肝动脉栓塞化疗可造成肝细胞坏死，应密切观察患者意识状态、黄疸程度的改变，及时发现肝昏迷前驱症状，监测尿量，定期复查肝功能、肾功能及各项生化指标等，遵医嘱予护肝药物治疗，防止肝衰竭。

2.体位与活动：术后患者卧床24h，穿刺部位加压包扎6h，术侧肢体制动6h，观察穿刺侧肢端皮肤的颜色、温度及足背动脉搏动，注意穿刺点有无出血现象。

3.饮食与营养：术后6h即可进食，嘱患者大量饮水，减轻化疗药物对肾脏的毒副作用，观察排尿情况。指导患者进食优质蛋白、高热量、富含维生素、低脂肪的饮食。

4.呼吸道管理：保持呼吸道通畅。遵医嘱给予氧气吸入，根据病情选择吸氧方式及吸氧流量。鼓励患者有效咳嗽咳痰，给予叩背、振动排痰机辅助排痰，痰液黏稠者遵医嘱给予雾化吸入，促进痰液排出，预防肺部感染的发生。

5.切口护理：观察切口敷料有无渗液、渗血情况，保持敷料的清洁干燥，如有异常立即通知医生处理。

6.疼痛管理：有效控制疼痛，准确评估疼痛的部位、性质、持续时间及伴随症状，疼痛评估≥4分者，及时通知医生，遵医嘱给予镇痛药物，注意观察镇痛效果。

7.心理护理：关心体贴患者，帮助患者正确认识疾病及预后，给予患者心理上的支持，以增强患者战胜疾病的信心。

8.栓塞后综合征的观察及护理：肝动脉栓塞化疗后多数患者可出现发热、肝区疼痛、恶心、呕吐、心悸、白细胞计数下降等临床表现，称为栓塞后综合征，护理措施如下。

（1）发热：一般为低热，若体温高于38.5℃，可给予物理、药物降温。

（2）肝区疼痛：多因栓塞部位缺血性坏死、肝体积增大、包膜紧张所致，必要时可给予止痛药物。

（3）恶心、呕吐：多为化疗药物的反应，可给予止吐药物。

（4）当白细胞计数低于4×10^9/L时，应暂停化疗并应用升白细胞药物。

（三）并发症护理

1.上消化道出血及胆囊坏死等：因胃、胆、胰、脾动脉栓塞而出现。应密切观察生命体征和腹部体征，发现腹痛、腹胀、呕血、黑便、发热等及时通知医师并协助处理。

2.肝衰竭：肝动脉栓塞化学治疗可造成肝细胞坏死，加重肝功能损害，应注意观察患者意识状态、黄疸程度，注意补充高糖、高能量营养素，积极给予保肝治疗，防止肝衰竭。

3.栓塞剂异位栓塞：包括碘化油肺栓塞和脑栓塞。碘化油肺栓塞主要症状为咳嗽、咯血、呼吸困难、呼吸急促。碘化油脑栓塞患者主要症状为非特异性脑缺血症状，如头痛、昏迷、肢体瘫痪等。注意观察上述症状、体征，发现异常及时通知医生处理。

【健康教育】

1.休息与活动：术后注意劳逸结合，进行适当锻炼；注意自我保护，避免去人员密集的场所。保持情绪稳定，心情愉快，以积极乐观的态度配合各项治疗和护理。

2.饮食指导：饮食清淡，定时定量，进食适量优质蛋白质、高热量、富含维生素、低脂肪的食物，忌食油炸、生冷辛辣等刺激性食物，多吃新鲜蔬菜、水果，戒烟酒。

3.定期复诊：第一次治疗后4～6周复查肿瘤标志物、甲胎蛋白、肝肾功能、血常规、B超，CT、MRI等。以后每1～3月复查一次。

第十八节　肝癌消融治疗患者护理与健康教育

【概述】

肝癌消融治疗是借助超声、CT或MRI引导，对肿瘤病灶靶向定位，局部采用物理或化学的方法直接杀灭肿瘤组织的一类治疗手段，主要包括射频消融（Radiofrequency Ablation，RFA）、微波消融（Microwave Ablation，MWA）、无水乙醇注射治疗（Anhydrous alco-hol injection）、冷冻消融（Cryoablation，CRA）、高强度超声聚焦消融（High Intensity Focused Ultrasound，HIFU）、激光消融（Laser Ablation，LA）、不可逆电穿孔

（Irreversible Electroporation，IRE）等，具有经济、方便、微创等优点。

【护理】

执行普外科疾病患者一般护理。

（一）术前护理

1.休息与活动：保持情绪稳定，生活作息规律。有睡眠障碍者遵医嘱给予助眠药物，保证患者良好睡眠及休息。

2.饮食与营养：宜采用高蛋白、高热量、高维生素、易消化饮食；合并肝硬化有肝功能损害者，应适当限制蛋白质摄入；必要时可给予静脉营养支持，输注血浆、白蛋白，补充凝血因子，以改善贫血、纠正低蛋白血症和凝血功能障碍，提高手术耐受力。

3.术前准备

（1）完善术前检查，如超声、CT，MIR、凝血功能、肝功能、甲胎蛋白等。

（2）指导患者术前适应性训练：呼吸功能锻炼、床上活动、床上大小便、踝泵运动等。

（3）术前30 min给予盐酸哌替啶肌内注射。

4.心理护理：耐心向患者解释消融术治疗的目的、方法及治疗的重要性和优点，消除患者紧张、恐惧心理，争取主动配合。

5.疼痛管理：为肿瘤快速增长致肝包膜张力增加引起，正确评估疼痛发生的时间、部位、性质、诱因和程度，及时遵医嘱使用镇痛药，评估镇痛药效果，指导患者控制疼痛和分散注意力的方法。

（二）术后护理

1.病情观察：严密监测生命体征，密切观察患者腹部体征变化，有无腹痛、腹胀。

2.体位与活动：术后无不适即可下床活动。

3.饮食与营养：术后6 h可进食，少量多餐。指导患者进食优质蛋白、高热量、富含维生素、低脂肪的饮食，合并肝硬化有肝功能损害者，应适当限制蛋白质摄入。

4.呼吸道管理：保持呼吸道通畅。遵医嘱给予氧气吸入，根据病情选择吸氧方式及吸氧流量。鼓励患者有效咳嗽咳痰，给予叩背、振动排痰机辅助排痰，痰液黏稠者遵医嘱给予雾化吸入，促进痰液排出，预防肺部感染的发生。

5.切口护理：观察穿刺部位皮肤有无红肿、瘀斑，敷料有无渗血，如有渗出，及时通知医生给予更换敷料。

6.疼痛管理：多为穿刺部位疼痛，是因治疗后肿瘤组织凝固性坏死、肝组织炎性水肿致肝包膜紧张而引起，一般术后2d内疼痛明显，持续3~5d，应注意观察疼痛部位、性质、程度。做好解释工作，消除患者的不安情绪，并调节改变体位，疼痛评估≥4分者，及时通知医生，遵医嘱给予镇痛药物，注意观察镇痛效果。

7.心理护理：关心体贴患者，帮助患者正确认识疾病及预后，给予心理上的支持，以增强战胜疾病的信心。

（三）并发症护理

1.腹腔内出血：严密监测生命体征的变化，观察腹部症状体征，如出现腹痛、腹胀、腹围增大、伴面色苍白、脉搏细数、血压下降等表现时，提示腹腔内出血，通知医生，配合急救和护理。

2.肝功能损害：消融治疗在杀伤肿瘤细胞的同时，对周围健康的肝组织也有一定损伤。遵医嘱予药物护肝治疗，同时密切观察患者意识的改变，发现肝昏迷前驱症状，及时报告医生处理定期复查肝肾功能及各项生化指标等。

3.发热：消融治疗后的发热，多是机体对肿瘤坏死组织吸收而产生的吸收热，体温不超过38℃，一周内降至正常，一般不作特殊处理；如超过38.5℃，可适当使用退热剂。对继发感染引起的高热，及时应用抗生素并给予高热护理。

【健康教育】

1.休息与活动：术后注意劳逸结合，进行适当锻炼；保持情绪稳定，心情愉快，以积极乐观的态度配合各项治疗和护理。

2.饮食指导：饮食清淡，适量摄入优质蛋白质、高热量、富含维生素、低脂肪的食物，忌食油炸、生冷辛辣等刺激性食物，多吃新鲜蔬菜、水果，戒烟酒。

3.定期复诊：术后1个月进行影像学评估消融治疗效果，定期复查甲胎蛋白、肝肾功能、B超、CT、MIR等。

第十九节　肝血管瘤患者护理与健康教育

【概述】

肝血管瘤是一种常见的肝脏良性肿瘤，多发生于女性，可发生于任何年龄，比较常见的是肝海绵状血管瘤（Cavernous Hemangioma of Liver），质地柔软，切面呈蜂窝状，内充满血液，可压缩，状如海绵。可作肝动脉栓塞术。

【护理】

执行普外科疾病患者一般/腹腔镜护理。

（一）术前护理

1.休息与活动：保持情绪稳定，生活作息规律。有睡眠障碍者遵医嘱给予助眠药物，保证患者良好睡眠及休息。

2.饮食与营养：宜采用高蛋白、高热量、高维生素、易消化饮食，提高手术耐受力。

3.术前准备

（1）指导患者术前适应性训练：呼吸功能锻炼、床上活动、床上大小便、踝泵运动等。

（2）遵医嘱备皮、合血，术前一日肠道准备，目前临床上多采用口服等渗性导泻药物，服药过程中注意多饮水，总量在2000 mL以上。

4.心理护理：鼓励患者说出内心感受和最关心的问题，安慰患者和家属，给予适当的心理支持，根据患者掌握疾病知识的程度有针对性地介绍与疾病和手术相关的知识，使患者保持良好的心态，减轻患者紧张恐惧心理，以最佳的心态接受治疗和护理，促进疾病的康复。

5.预防血管瘤破裂出血：告诫患者尽量避免剧烈活动、撞击等；加强腹部症状体征的观察，若患者突发腹痛，伴腹膜刺激征，应高度怀疑血管瘤破裂出血，及时通知医生，积极配合抢救，做好急症手术的各种准备。

6.应详细询问拟行荧光腹腔镜肝切除术的患者药物过敏史，遵医嘱给予静脉注射吲哚菁绿，注意药物用灭菌注射用水充分溶解，现用现配，缓慢推注，用药后观察患者有无恶心、发热、休克等不良反应。

（二）术后护理

1.病情观察：严密监测生命体征，密切观察神志、尿量等病情变化，观察患者腹部体征变化，有无腹痛、腹胀。

2.体位和活动：麻醉清醒、血压平稳后，可改半卧位，有利于呼吸和引流。卧床期间协助和鼓励患者每1~2h改变一次体位，指导并协助患者进行踝泵运动。术后1d视情况协助患者下床活动，活动时需遵照循序渐进，量力而行的原则，预防下肢深静脉血栓形成等并发症。

3.饮食与营养：术后早期禁食，禁食期间给予静脉营养支持，术后1d拔除胃管后给予流质、半流质饮食逐渐过渡至正常饮食。

4.呼吸道管理

（1）保持呼吸道通畅，鼓励患者有效咳嗽咳痰，给予叩背、振动排痰机辅助排痰，痰液黏稠者遵医嘱给予雾化吸入，促进痰液排出，根据医嘱用抗生素或祛痰药，预防肺部感染的发生。

（2）术后给予低流量氧气吸入3~5d，以提高血氧含量，增加肝细胞的供氧量，利于肝细胞的再生与修复。

5.切口及引流管护理：观察切口敷料有无渗液、渗血情况，保持敷料的清洁干燥；妥善固定引流管，规范标识，避免受压、扭曲和折叠，保持引流通畅，观察引流液颜色、性质及量的变化并作好记录，以便及早发现出血、胆漏，如有异常立即通知医生处理。

6.疼痛管理：有效控制疼痛，可预防性应用镇痛药物。准确评估疼痛的部位、性质、持续时间及伴随症状，疼痛评估≥4分者，及时通知医生，遵医嘱给予镇痛药物，注意观察镇痛效果。

7.心理护理：关心体贴患者，帮助患者正确认识疾病及预后并给予心理上的支持，以增强患者战胜疾病的信心。

（三）并发症护理

1.出血：严密观察生命体征及腹部体征：术后若腹腔引流管引流出血性液体，每小时超过100mL，持续3h，或短时间内引流出大量血性液体，出现腹胀、腹围增大、伴面色苍白、脉搏细数、血压下降等表现时，提示腹腔内出血，立即通知医生并配合急救和护理。

2.胆漏：术后患者若出现发热、腹胀、腹痛等腹膜炎表现，或腹腔引流管引流液中含胆汁样液体，常提示发生胆漏。应立即通知医生，作相应处理，必要时行腹腔冲洗。

【健康教育】

1.休息与活动：术后注意劳逸结合，进行适当锻炼；保持情绪稳定、心情愉快，以积极乐观的态度配合各项治疗和护理。

2.饮食指导：指导患者合理膳食，加强营养，宜高蛋白、高热量、高维生素饮食。

3.疾病指导：如携带引流管出院，指导患者妥善固定引流管，并保持引流通畅，避免引流管扭曲、打折，避免牵拉脱出。每天记录引流液的颜色、性质及引流量，如果引流管内有鲜血性液体流出或引流液突然减少，及时就诊。

4.自我保健与定期复诊：保护肝功能，忌用对肝脏有损害的药物，有腹痛、腹胀、疲乏无力、皮肤黏膜黄染等不适及时就诊。

第二十节　肝脓肿患者护理与健康教育

【概述】

肝脓肿（Liver Abscess）是肝脏受感染后，因未及时处理或不正确处理而形成脓肿。根据病原菌不同分为细菌性肝脓肿和阿米巴性肝脓肿两种。

【护理】

执行普外科疾病患者一般/腹腔镜护理。

（一）术前护理/非手术治疗护理

1.休息与活动：保持情绪稳定，生活作息规律。有睡眠障碍者遵医嘱给予助眠药物，保证患者良好睡眠及休息。

2.饮食与营养：鼓励患者多食高蛋白、高热量、富含维生素和膳食纤维的食物；保证足够的液体摄入；贫血、低蛋白血症者应输注血液制品；进食较差、营养不良者，提供肠内、外营养支持。

3.术前准备

（1）指导患者术前适应性训练：呼吸功能锻炼、床上活动、床上大小便、踝泵运动等。

（2）遵医嘱备皮、合血，术前一日肠道准备，目前临床上多采用口服等渗性导泻药物，服药过程中注意多饮水，总量在2000 mL以上。

4.心理护理：鼓励患者说出内心感受和最关心的问题，安慰患者和家属，给予适当的心理支持，根据患者掌握疾病知识的程度有针对性地介绍与疾病和手术相关的知识，使患者保持良好的心态，减轻患者紧张恐惧心理，以最佳的心态接受治疗和护理，促进疾病的康复。

5.病情观察：加强生命体征、腹部及胸部症状与体征的观察，特别注意有无脓肿破溃引起的腹膜炎、膈下脓肿、胸腔内感染、心脏压塞等严重并发症。

6.高热护理：患者持续高热时应给予头戴冰帽等物理降温措施，鼓励患者多饮水，随时监测体温、脉搏及呼吸，观察记录降温效果，必要时药物降温、镇静并给予吸氧，及时补液，维持水电解质酸碱平衡。

7.用药护理：遵医嘱尽早合理使用抗生素，把握给药间隔时间与药物配伍禁忌，并注意观察药物不良反应。

8.经皮肝穿刺脓肿置管引流术的护理

（1）严密监测生命体征，观察腹部症状体征。

（2）位置较高的肝脓肿穿刺后注意观察患者有无胸痛、胸闷、呼吸困难、发绀、伤喉呼吸音弱、发热、乏力、白细胞升高等表现，以防发生气胸、脓胸等并发症。

（3）妥善固定引流管，避免受压、扭曲和折叠，保持引流通畅；严格遵守无菌原则，并准确记录引流液的颜色、性质、质量。

（二）术后护理

参见本章"肝血管瘤患者术后护理"。

（三）并发症护理

参见本章"肝血管瘤患者并发症护理"。

【健康教育】

1.休息与活动：术后注意劳逸结合，进行适当锻炼；保持情绪稳定、心情愉快，以积极乐观的态度配合各项治疗和护理。

2.饮食指导：指导患者合理摄入均衡饮食，以低脂、高蛋白、高维生素、富含膳食纤维的新鲜饮食为宜，避免辛辣刺激性饮食。

3.疾病指导：注意肝脏保护，定期复查肝功能，避免服用对肝脏有损害的药物。

术后患者带引流管出院时，应教会患者引流管的护理和观察，详细讲解更换引流袋、记录引流量的方法。

4.定期复诊：如有发热、黄疸、出血等不适，及时就诊。

第二十一节　肝囊肿患者护理与健康教育

【概述】

肝囊肿（Cyst of Live）是指肝脏的局部组织呈囊性肿大，多数是先天发育异常，也可以是创伤后形成，或寄生虫寄生形成。

【护理】

执行普外科疾病患者一般/腹腔镜护理。

（一）术前护理/非手术治疗护理

1.休息与活动：保持情绪稳定，生活作息规律。有睡眠障碍者遵医嘱给予助眠药物，保证患者良好睡眠及休息。注意避免腹部受到撞击或腹内压突然增高的动作，防止囊肿出血。

2.饮食与营养：宜采用高蛋白、高热量、高维生素、低脂易消化饮食，提高手术耐受力。

3.术前准备

（1）指导患者术前适应性训练：呼吸功能锻炼、床上活动、床上大小便、踝泵运动等。

（2）遵医嘱备皮，合血，术前一日肠道准备，目前临床上多采用口服等渗性导泻药物，服药过程中注意多饮水，总量在2000mL以上。

4.心理护理：鼓励患者说出内心感受和最关心的问题，安慰患者和家属，给予适当的心理支持，根据患者掌握疾病知识的程度有针对性地介绍与疾病和手术相关的知识，使患者保持良好的心态，减轻患者紧张恐惧心理，以最佳的心态接受治疗和护理，有助于促进疾病的康复。

5.用药护理：囊肿巨大或多囊肝压迫正常肝组织可导致肝功能损害，遵医嘱给予护肝药物治疗，观察用药后反应。

6.超声引导下囊肿穿刺抽液术的护理

（1）严密监测生命体征，观察腹部症状体征，如出现腹胀、腹围增大、伴面色苍白、脉搏细速、血压下降等表现时，提示腹腔内出血，应及时通知医生并配合急救和护理。

（2）妥善固定引流管，避免受压、扭曲和折叠，保持引流通畅；严格遵守无菌原则，并准确记录引流液的颜色、性质和质量。

（3）疼痛护理：无水酒精注入囊壁内可刺激肝包膜引起局部疼痛，注意观察疼痛部位、性质和程度，做好解释工作，消除患者不安情绪，必要时遵医嘱给予镇痛剂。

（4）嘱患者4h后多饮水，加速经肝脏吸收入血的酒精排泄。

（二）术后护理

参见本章"肝血管瘤患者术后护理"。

（三）并发症护理

参见本章"肝血管瘤患者并发症护理"。

【健康教育】

参见本章"肝血管瘤患者健康教育"。

第二十二节 门静脉高压症患者护理与健康教育

【概述】

门静脉高压症（Portal Hypertension，PHT）是指由不同病因引起的门静脉血流受阻或血流异常增多导致门静脉系统压力持续增高、广泛侧支循环形成的临床综合征。临床表现主要为脾大、脾功能亢进、食管胃底等侧支静脉曲张和腹水。严重的门静脉高压症常可导致食管胃底静脉、痔静脉、腹膜后间隙静脉因压力过大或外因刺激而破裂，甚至是致命性的大出血；也可因静脉瘀血造成门静脉高压症。

【护理】

执行普外科疾病患者一般/腹腔镜护理。

（一）非手术治疗护理/术前护理

1.休息与活动：保持情绪稳定，生活作息规律，保证良好的睡眠。对于有黄疸、大量腹水、肝功能严重受损者发生大出血时，应绝对卧床休息。

2.饮食与营养：根据营养风险筛查结果制订营养诊疗计划，给予膳食指导、肠内营养（口服营养制剂、管饲）和肠外营养。禁烟、酒，避免进食粗糙、干硬、带骨渣或鱼刺、油炸及辛辣食物，饮食不宜过热，以免损伤食道黏膜而诱发上消化道出血。

3.心理护理：宽慰患者和家属，给予适当的心理支持，使患者保持良好的心态，减轻患者紧张恐惧心理。

4.上消化道出血的预防

（1）避免腹内压增高的因素，如剧烈咳嗽、打喷嚏、用力排便等。

（2）患者术前可输全血，补充维生素B、C、K及凝血因子，以防术中和术后出血。

（3）术前一般不放置胃管，必须置管时应选择细、软胃管，插入时涂大量润滑油，动作轻巧。

5.上消化道出血的护理

（1）一般护理：绝对卧床休息，监测生命体征、神志、尿量的变化，记录呕血、黑便的颜色、性状、量，及时清理血迹和呕吐物，做好口腔护理。

（2）补充血容量：迅速建立静脉通路，输血、输液，宜用新鲜全血，有利于止血和预防肝性脑病。

（3）止血。①局部灌洗：用冰盐水或冰盐水加血管收缩剂，如肾上腺素做胃内灌洗。②药物止血：遵医嘱应用止血药，并观察其效果。③放置三腔二囊管压迫止血。

6.控制或减少腹水

（1）注意休息，尽量取平卧位，以增加肝肾血流灌注，若有下肢水肿，应抬高患肢，以减轻水肿。

（2）补充营养，纠正低蛋白血症。

（3）限制液体和钠的摄入，每日钠摄入量限制在500～800mg。每天测腹围一次，每周测体重一次。

（4）遵医嘱使用利尿剂，记录每日出入液量，观察有无低钾、低钠血症。

7.预防肝性脑病的措施

（1）肝功能较差者以卧床休息为主，安排少量活动。

（2）改善营养，适当给予高热量、高维生素、适量蛋白质饮食。

（3）常规吸氧，保护肝功能。

（4）给予保肝药物，避免使用有损肝脏的药物。

（5）预防水、电解质紊乱和酸碱失衡；预防和控制上消化道出血；及时处理严重的呕吐和腹泻；避免快速利尿和大量腹水。

（6）防止感染。

（7）保持肠道通畅，忌用肥皂水等碱性液灌肠。

（二）术后护理

1.病情观察：严密监测生命体征，密切观察神志、尿量及腹部体征变化，有无腹痛、腹胀。术后脾热持续时间约2～3周，温度一般在38℃～40℃，遵医嘱采用物理或药物降温方法，做好基础护理。注意监测血常规和凝血功能、肝功能及生化指标，术后2周内密切观察血小板变化。

2.体位与活动

（1）麻醉清醒、血压平稳后，可改半卧位，有利于呼吸和引流。

（2）术后早期可鼓励患者床上多活动，术后1～2d视情况协助患者下床活动，循序渐进增加活动量，避免出现跌倒、管路滑脱等。

3.饮食与营养：胃肠减压者暂禁食，禁食期间给予肠外营养支持，维持水电解质、酸碱平衡和血容量稳定。拔除胃管后，可遵医嘱进食流质饮食，逐步过渡为半流质—软食—普食，宜采用高蛋白、高热量、高维生素饮食。

4.呼吸道管理：保持呼吸道通畅，鼓励患者有效咳嗽咳痰，给予叩背、振动排痰机辅助排痰，痰液黏稠者遵医嘱给予雾化吸入，促进痰液排出，根据医嘱用抗生素或祛痰药，预防肺部感染的发生。

5.切口及引流管护理：观察切口敷料有无渗液、渗血情况，保持敷料的清洁干燥；妥善固定引流管，规范标识，避免受压、扭曲和折叠，保持引流通畅，观察引流液颜色、性质及量的变化并作好记录，如有异常立即通知医生处理。

6.疼痛管理：有效控制疼痛，可预防性应用镇痛药物。准确评估疼痛的部位、性质、持续时间及伴随症状，疼痛评估≥4分者，及时通知医生，遵医嘱给予镇痛药物，注意观察镇痛效果。

7.心理护理：关心体贴患者，帮助患者正确认识疾病及预后，给予患者心理上的支持，以增强患者战胜疾病的信心。

（三）并发症护理

1.出血：严密观察生命体征及腹部体征，术后若腹腔引流管短时间内或持续引流出大量血性液体（每小时引流量大于100 mL或24 h引流量大于300 mL），出现腹胀、腹围增大、伴面色苍白、脉搏细数、血压下降等表现时，提示腹腔内出血，通知医生，配合急救和护理。

2.静脉血栓形成：断流术或分流术后均可形成门静脉系统血栓，特别是脾切除术后发生率更高。注意监测血常规和凝血功能，注意用抗凝药物前后的凝血时间变化，观察患者有无鼻衄、牙龈出血、皮肤瘀斑等出血倾向。

3.肝性脑病：由于分流术后未经肝脏解毒的血液直接进入门静脉系统及手术创伤所致。表现为性格异常，定向力减退，嗜睡与躁动交替，表情淡漠或扑翼样震颤等症状，应立即通知医生。

【健康教育】

1.生活指导

（1）避免劳累和过度活动，保证充分休息，若出现头晕、心慌、出汗等症状，应卧床休息，逐步增加活动量。

（2）避免引起腹内压增高的因素，如咳嗽、打喷嚏、用力排便、提举重物等，以免诱发曲张静脉破裂出血。

（3）保持乐观稳定的心理状态，避免精神紧张、焦虑等不良情绪。

（4）指导患者注意自身防护，用软毛牙刷刷牙，避免牙龈出血，防止外伤。

（5）指导患者戒烟、酒，少喝咖啡和浓茶。

2.饮食指导：进食高热量、高维生素饮食，维持足够的能量摄入；肝功能损害较轻者，可酌情摄取优质蛋白饮食（50～70 g/d）；肝功能严重受损及分流术后患者，限制蛋白质摄入；有腹水患者限制水和钠的摄入。少量多餐，养成规律进食习惯，避免粗糙、干硬、过热、辛辣及刺激性饮食。

3.疾病指导：指导患者和家属掌握出血的观察和急救方法，熟悉紧急就诊途径。脾切除术后患者，严格遵医嘱应用抗凝药物，定期监测血常规和凝血功能。

4.定期复诊：门静脉高压症的外科治疗并未解决肝硬化。术后再出血、肝性脑病的危险仍然存在，故需要终身保肝治疗，一旦有出血征象，立即到医院就诊。

第二十三节　胆囊结石患者护理与健康教育

【概述】

胆囊结石指发生在胆囊内的结石，主要为胆固醇结石、混合性结石或黑色素结石，常与急性胆囊炎并存。胆囊结石是综合性因素作用的结果，主要与胆汁瘀滞、细菌感染、胆汁成分改变有关，三者有密切关系，互相影响，互为因果。40岁以后发病率随年龄增长而增加，女性多于男性。

【护理】

执行普外科疾病患者一般/腹腔镜护理。

（一）术前护理

1.休息与活动：保持情绪稳定，生活作息规律，保证良好的睡眠。

2.饮食与营养：鼓励患者低脂饮食，避免诱发急性胆囊炎影响手术治疗。

3.术前准备

（1）术前教会患者深呼吸和有效咳嗽咳痰，练习床上大小便。

（2）皮肤准备：腹腔镜手术入路多在脐周，指导患者用肥皂水清洗脐部，脐部污垢可用松节油或液状石蜡清洁。

4.心理护理：安慰患者和家属，给予适当的心理支持，使患者保持良好的心态，减轻患者紧张恐惧心理。

5.疼痛护理：正确评估患者疼痛的部位、性质、程度、发作时间、诱因及缓解的相关因素；对诊断明确且疼痛评估≥4分者，及时通知医生，遵医嘱给予消炎利胆、解痉镇痛药物，以缓解疼痛并评估镇痛药的效果，保证患者良好的睡眠及休息。

（二）术后护理

1.病情观察：严密监测生命体征，观察病情变化。观察患者腹部体征变化，有无腹痛、腹胀。

2.体位与活动：麻醉清醒，血压平稳后，可改半卧位，有利于呼吸和引流。术后视情况鼓励并尽早协助患者下床活动，循序渐进增加活动量，避免出现跌倒、管路滑脱等。

3.饮食与营养：腹腔镜胆囊切除术（LC）术后禁食6h，术后一日进无脂流质饮食，逐渐过渡至低脂饮食。

4.呼吸道管理：保持呼吸道通畅，遵医嘱给予氧气吸入，鼓励患者有效咳嗽及深呼吸，给予叩背咳痰，痰液黏稠者遵医嘱给予雾化吸入，促进痰液排出，预防肺部感染的发生。

5.切口及引流管护理：观察切口敷料情况，有无渗液、渗血，保持敷料的清洁干燥；妥善固定引流管，规范标识，避免受压、扭曲和折叠，保持引流通畅，观察并记录引流液的颜色、性质及量，如有异常立即通知医生。

6.疼痛管理：有效控制疼痛，可预防性应用镇痛药物。准确评估疼痛的部位、性质、持续时间及伴随症状，疼痛评估≥4分者，及时通知医生，遵医嘱给予镇痛药物，注意观察镇痛效果。

7.心理护理：关心体贴患者，帮助患者正确认识疾病及预后，给予患者心理上的支持，以增强患者战胜疾病的信心。

（三）并发症护理

1.出血：严密观察生命体征及腹部体征，术后若腹腔引流管引流出血性液体，每小时超过100mL，持续3h，或短时间内引流出大量血性液体，出现腹胀、腹围增大、伴面色苍白、脉搏细数、血压下降等表现时，提示腹腔内出血，通知医生，配合急救和护理。

2.胆漏：术中胆道损伤、胆囊管残端破漏是发生胆漏的主要原因。术后患者若出现发热、腹胀、腹痛、腹膜刺激征等表现，或腹腔引流管引流液中含胆汁样液体，常提示发生胆漏。及时通知医生，作相应处理，必要时行腹腔冲洗。

【健康教育】

1.休息与活动：术后注意劳逸结合，进行适当锻炼；保持情绪稳定、心情愉快，以积极乐观的态度配合各项治疗和护理。

2.饮食指导：少量多餐，进食低脂肪、高维生素、富含膳食纤维的食物，忌辛辣刺激性食物，多食新鲜蔬菜和水果。

3.疾病指导：告知患者胆囊切除术后早期出现消化不良、脂肪性腹泻的原因，解除其焦虑情绪；出院后若出现腹痛、黄疸、发热等症状及时就诊。

4.定期复诊：中年以上未行手术治疗的胆囊结石患者应定期复查或尽早手术治疗，以防结石及炎症的长期刺激诱发胆囊癌。

第二十四节　胆管结石患者护理与健康教育

【概述】

胆管结石指发生在肝内、外胆管的结石。左右肝管汇合部以下的肝总管和胆总管结石为肝外胆管结石，汇合部以上的结石为肝内胆管结石。主要原因包括胆汁淤积、胆道感染和胆道解剖变异等。肝外胆管结石平时无症状或仅有上腹部不适，当结石造成胆管梗阻时可出现腹痛或黄疸，如继发感染，可表现为典型的查科三联征：腹痛、寒战高热、黄疸。肝内胆管结石常与肝外胆管结石并存，临床表现与肝外胆管结石相似。

【护理常规】

执行普外科疾病患者一般/腹腔镜护理。

（一）术前护理

1.休息与活动：保持情绪稳定，生活作息规律。有睡眠障碍者遵医嘱给予助眠药物，保证患者良好睡眠及休息。

2.饮食与营养：给予低脂、高蛋白、高热量、高维生素易消化食物。禁食、不能经口进食或进食不足者，给予肠外营养支持。

3.术前准备

（1）术前教会患者深呼吸和有效咳嗽咳痰，练习床上大小便。

（2）遵医嘱备皮，合血，术前一日肠道准备，目前临床上多采用口服等渗性导泻药物，服药过程中注意多饮水，总量在2000mL以上。术前8h禁饮食。

4.疼痛管理：正确评估患者疼痛的部位、性质、程度、发作时间、诱因及缓解的相关因素；对诊断明确且疼痛评估≥4分者，及时通知医生，遵医嘱给予消炎利胆、解痉镇痛药物，观察用药后的效果。禁用吗啡，以免引起奥狄（Oddi）括约肌痉挛。

5.心理护理：安慰患者和家属，给予适当的心理支持，使患者保持良好的心态，减轻患者紧张恐惧心理。

6.病情观察：注意观察患者腹部及全身症状和体征，若出现寒战、高热、腹痛、黄疸等情况，应警惕急性胆管炎，及时告知医生，积极处理。有黄疸者，观察和记录大便颜色并监测血清胆红素变化；根据患者的体温情况，采取物理降温和（或）药物降温，遵医嘱应用抗生素控制感染。

7.纠正凝血功能障碍：肝功能受损者肌内注射维生素K$_1$，纠正凝血功能，预防术后出血。

8.保持皮肤完整性：术后护理指导患者修剪指甲，勿搔抓皮肤，防止破损；穿宽松衣裤；保持皮肤清洁，用温水擦浴，勿使用碱性清洁剂。瘙痒剧烈者，遵医嘱使用炉甘石洗剂。

（二）术后护理

1.病情观察：严密监测生命体征，密切观察神志、尿量等病情变化，观察病人腹部体征变化，有无腹痛、腹胀。术前有黄疸者，观察和记录大便颜色并监测血清胆红素变化。

2.体位与活动

（1）麻醉清醒，血压平稳后，可改半卧位，有利于呼吸和引流。

（2）术后早期可鼓励患者床上多活动，术后1~2d视情况协助患者下床活动，循序渐进增加活动量，避免出现跌倒、管路滑脱等。

3.饮食与营养：术后早期禁食，禁食期间给予静脉营养支持，术后1d拔除胃管后给予流质、半流质逐渐过渡至正常饮食。

4.呼吸道管理：保持呼吸道通畅。遵医嘱给予氧气吸入，根据病情选择吸氧方式及吸氧流量。鼓励患者有效咳嗽咳痰，给予叩背、振动排痰机辅助排痰，痰液黏稠者遵医嘱给予雾化吸入，促进痰液排出，预防肺部感染的发生。

5.切口及引流管护理：观察切口敷料情况，有无渗液、渗血，保持敷料的清洁干燥；妥善固定引流管，规范标识，避免受压、扭曲和折叠，保持引流通畅，观察并记录引流液的颜色、性质及量，如有异常立即通知医生。

6.疼痛管理：有效控制疼痛，可预防性应用镇痛药物。准确评估疼痛的部位、性质、持续时间及伴随症状，疼痛评估≥4分者，及时通知医生，遵医嘱给予镇痛药物，注意观察镇痛效果。

7.心理护理：关心体贴患者，帮助患者正确认识疾病及预后，给予患者心理上的支持，以增强战胜疾病的信心。

8.T管引流的护理

（1）妥善固定并做好标识，加强对患者的宣教指导，告知T管的重要性及日常保护方法，防止意外脱管。

（2）加强观察：正常成人每日分泌胆汁800~1000mL，呈黄绿色、清亮、无沉渣，且有一定黏性。一般术后24h内引出胆汁约300~500mL，恢复饮食后可增至每日600~700mL，以后逐渐减少至每日200mL左右。如胆汁过多，提示胆总管下端有梗阻的可能；如胆汁浑浊，应考虑结石残留或胆管炎症未完全控制。

（3）保持引流通畅：防止T管扭曲、折叠、受压。引流液中有血凝块、絮状物、泥沙样结石时要定时挤捏，防止管道阻塞，必要时用生理盐水低压冲洗或用50mL注射器负压抽吸。避免盆浴，淋浴时可用塑料薄膜覆盖置管处，以防感染。若出现引流异常和管路脱出时，及时就诊。

（4）定期复诊：胆管结石复发率高，遵医嘱定期复诊。若出现腹痛、黄疸、发热等症状及时就诊。

第二十五节　急性梗阻性化脓性胆管炎患者护理与健康教育

【概述】

急性梗阻性化脓性胆管炎（Acute Obstructive Suppurative Cholangitis，AOSC）是急性胆管炎的严重阶段，又称急性重症胆管炎，本病的发病基础是胆道梗阻及细菌感染。本病发病急，病情进展迅速，除了具有一般胆道感染的Charcot三联征（腹痛、寒战高热、黄疸）外，还可出现休克、中枢神经系统受抑制的表现，即雷诺尔德五联征。

【护理】

执行普外科疾病患者一般/腹腔镜护理。

（一）术前护理

1.休息与活动：严格卧床休息，保持情绪稳定。

2.营养支持：在禁食胃肠减压期间，通过肠外营养补充能量、氨基酸、维生素、水及电解质，维持和改善营养状况。

3.术前准备：积极完善术前相关检查，如心电图、腹部超声检查、血常规、凝血功能、肝肾功能等。凝血功能异常者，补充维生素K_1；遵医嘱备皮、合血。

4.心理护理：安慰患者和家属，给予适当的心理支持，使患者保持良好的心态，减轻患者紧张恐惧心理。增强患者战胜疾病的信心。

（二）术后护理

1.预防感染：定期更换引流袋，严格无菌操作，防止胆汁逆流。引流管周围皮肤以无菌敷料覆盖，保持干燥，防止因胆汁浸润皮肤引发炎症反应。

2.拔管：若T管引流出的胆汁色泽正常，且引流量逐渐减少，可在术后4～8周，试行夹管1～2d，夹管期间注意观察病情，若无发热、腹痛、黄疸等症状，可经T管做胆道造影，造影后持续引流24h以上，若胆道通畅无结石或其他病变，可拔管。若胆道造影发现不通畅或有残余结石，应继续引流。年老体弱、低蛋白血症、长期使用激素者可适当延长T管留置时间，待窦道成熟后再拔除，避免胆汁渗漏至腹腔引起胆汁性腹膜炎。

（三）并发症护理

1.出血：可发生在腹腔、胆管内或胆肠吻合口。腹腔内出血多发生于术后24～48h内，腹腔引流管引流出血性液体100mL/h，持续3h以上，伴有心率增快、血压下降等；胆管内或胆肠吻合口出血在术后早期或后期均可发生，表现为T管引流出血性胆汁或鲜血，粪便呈柏油样便，可伴有心率增快、血压下降等。密切观察生命体征及腹部体征，一旦发现出血征兆及时报告医师，遵医嘱给予止血药、输血等治疗，必要时做好急诊手术准备。

2.胆漏：因术中胆管损伤、胆总管下端梗阻、T管脱出所致。表现为发热，右上腹痛、腹肌紧张及腹膜刺激征，可见腹腔引流管或腹壁伤口溢出胆汁样液体。处理措施：保持引流通畅，必要时给予腹腔冲洗，加强营养支持，注意维持水电解质平衡。

【健康教育】

1.休息与活动：术后注意劳逸结合，进行适当锻炼；保持情绪稳定、心情愉快，以积极乐观的态度配合各项治疗和护理。

2.饮食指导：进食低脂肪、高维生素、富含膳食纤维的食物，忌辛辣刺激性食物，多食新鲜蔬菜和水果。

3.疾病指导：若携带T管出院，告知妥善固定引流管和放置引流袋的方法，防止扭曲或受压。避免提举重物或过度活动，以免牵拉T管导致管道脱出。避免盆浴，淋浴时可用塑料薄膜覆盖置管处，以防感染。若出现引流异常或管路脱出时，及时就诊。

4.定期复诊：胆管结石复发率高，遵医嘱定期复诊。若出现腹痛、黄疸、发热等症状应及时就诊。

第二十六节 胰腺癌患者护理与健康教育

【概述】

胰腺癌（Pancreatic Cancer）是消化系统较常见的恶性肿瘤，预后差。40岁以上多发，男性多于女性。胰头癌是最常见的一种，约占70%~80%，其次为胰体、尾部癌。直接病因不清，疑与吸烟、肥胖、糖尿病、慢性胰腺炎、遗传因素有关。上腹痛是最常见的首发症状，梗阻性黄疸是胰头癌的主要症状和体征。

【护理】

执行普外科疾病患者一般/腹腔镜护理。

（一）术前护理

1.休息与活动：保持情绪稳定，生活作息规律。有睡眠障碍者遵医嘱给予助眠药物，保证患者良好睡眠及休息。

2.饮食与营养：术前根据营养风险筛查结果制订营养诊疗计划，给予膳食指导、肠内营养（口服营养制剂、管饲）和肠外营养。提供高蛋白、高热量、低脂和丰富维生素的饮食，口服营养制剂的患者应给予详尽指导。营养不良伴梗阻性黄疸的患者通过肠内外营养支持或输注白蛋白，改善营养状况。静脉补充维生素K改善凝血功能，经皮肝穿刺胆道引流术（PTCD）或鼻胆管回收的胆汁过滤后口服或经鼻肠管回输。

3.术前准备

（1）指导患者术前适应性训练：呼吸功能锻炼、床上活动、床上大小便、踝泵运动等。

（2）遵医嘱备皮，合血，术前一日肠道准备，目前临床上多采用口服等渗性导泻药物，服药过程中注意多饮水，总量在2000 mL以上。

4.心理护理：安慰患者和家属，给予适当的心理支持，根据患者掌握疾病知识的程度有针对性地介绍与疾病和手术相关的知识，使患者保持良好的心态，减轻患者紧张恐惧心理，有助于促进疾病的康复。

5.疼痛管理：早期为腹部隐痛钝痛胀痛，晚期因癌肿侵犯腹膜后神经丛致持续性剧烈疼痛。准确评估疼痛的部位、性质、持续时间及伴随症状，有效控制疼痛，疼痛评估≥4分者，及时通知医生，遵医嘱给予镇痛药物，注意观察镇痛效果。

6.皮肤护理：梗阻性黄疸患者可出现皮肤瘙痒，应注意勤更衣，着棉质衣服，不要搔抓，以免造成感染，可外涂炉甘石洗剂止痒。

7.改善肝功能：静脉输注高渗葡萄糖加胰岛素和钾盐，增加肝糖原储备；使用保肝药和复合维生素B；有黄疸者静脉补充维生素K_1，改善凝血功能。

8.血糖异常的护理：注意检测血糖变化，给予低糖饮食，必要时注射胰岛素控制血糖。

（二）术后护理

1.病情观察：严密监测生命体征，观察病情变化。观察患者腹部体征变化，有无腹痛、腹胀。

2.体位与活动

（1）麻醉清醒，血压平稳后，可改为半卧位，有利于呼吸和引流。

（2）术后早期可鼓励患者床上多活动，术后1～2d视情况协助患者下床活动，循序渐进增加活动量，避免出现跌倒、管路滑脱等。

3.饮食与营养：术后禁食期间给予肠外营养支持，维持水电解质、酸碱平衡和血容量稳定。有营养风险或营养不良的患者术后应尽早启动肠内营养，根据患者耐受情况逐渐增加营养液浓度及量，逐步过渡到流质、半流质、正常饮食。术后胰腺外分泌功能减退，易发生消化不良、腹泻等，应根据胰腺功能遵医嘱给予消化酶制剂、促胃动力药或止泻药。

4.呼吸道管理：保持呼吸道通畅。遵医嘱给予氧气吸入，根据病情选择吸氧方式及吸氧流量。鼓励患者有效咳嗽咳痰，给予叩背、振动排痰机辅助排痰，痰液黏稠者遵医嘱给予雾化吸入，促进痰液排出，预防肺部感染的发生。

5.切口及引流管护理：观察切口敷料有无渗液、渗血情况，保持敷料的清洁干燥；妥善固定引流管，规范标识，避免受压、扭曲和折叠，保持引流通畅，观察引流液颜色、性质及量的变化并作好记录，以便及早发现出血、胰瘘、胆漏等并发症，如有异常立即通知医生处理。

6.疼痛管理：有效控制疼痛，可预防性应用镇痛药物。准确评估疼痛的部位、性质、持续时间及伴随症状，疼痛评估≥4分者，及时通知医生，遵医嘱给予镇痛药物，注意观察镇痛效果。

7.心理护理：关心体贴患者，帮助患者正确认识疾病及预后，给予患者心理上的支持，以增强患者战胜疾病的信心。

8.血糖监测：动态监测血糖水平，对于血糖控制不稳定者可用输液泵控制肠外营养液的输注速度，用静脉注射泵均匀泵入胰岛素，控制血糖至8～10mmol/L。部分患者可能成为糖尿病患者，需终身进行胰岛素治疗。

（三）并发症护理

1.胰瘘：是术后最常见的并发症。残胰分泌的胰蛋白酶和胰脂肪酶侵蚀周围组织，可致严重组织坏死、感染和腹腔内腐蚀性出血，是术后死亡的主要原因之一。常发生于术后1周左右，表现为突发剧烈腹痛、持续腹胀、发热、腹腔引流管或胰肠吻合口附近的引流液量多。引流液无黏性、色泽浅淡且持续1周以上、送检淀粉酶超过血淀粉酶3倍以上。确诊后积极处理。

（1）充分引流，注意保持引流管的通畅，密切观察引流液的颜色、性质、量，定期检测引流液淀粉酶含量，必要时给予腹腔冲洗。

（2）禁食禁水，同时给予抑酸药物和生长抑素，以减少酸性胃内容物刺激十二指肠分泌促胰液素，从而间接减少胰液的分泌，有助于胰瘘的愈合。

（3）保护好引流管周围皮肤，定期换药，保持干燥，防止因胰液外渗引起皮肤糜烂。

（4）给予有效的营养支持及抗感染措施。大多数胰瘘在2～4周可得到控制，逐渐自愈。

2.胆漏：多发于术后5～10d，表现为发热，右上腹疼、腹肌紧张及腹膜刺激征，可见腹腔引流管或腹壁伤口溢出胆汁样液体。处理措施：保持引流通畅，必要时给予腹腔冲洗，加强营养支持，注意维持水电解质平衡。

3.出血：分为术后早期出血（多24h内发生）及晚期出血（术后一周以上发生）。早期出血可因凝血机制障碍、创面广泛出血或结扎线脱落等引起。术后晚期出血，可因胰液、胆汁腐蚀以及感染所致。多表现为引流管短时间引出新鲜血性液体≥100mL，如果入量足够，引流管及胃管未见明显出血，患者出现冷汗、脉速、血压下降、腹部膨隆、面色苍白，应考虑有大出血。出血量少且无不适症状体征，可予止血药、输血等治疗。出血量大，应及时补充血容量，做好急诊手术准备。

4.腹腔感染：腹腔内细菌局部感染最常见，若患者免疫力低下，还可合并全身感染。术后严密观察患者有无高热、腹痛、腹胀、白细胞计数升高等情况，合理使用抗生素，加强全身营养支持治疗，保持引流管通畅。形成腹腔脓肿者，可在B超引导下行腹腔穿刺置管引流术。

【健康教育】

1.生活方式：劳逸结合，保持良好心情，避免疲劳及情绪激动。

2.饮食指导：饮食宜少量多餐，以均衡饮食为主。进食低脂、少油腻食物，禁烟酒。

3.疾病指导：术后胰瘘患者戴引流管出院时，应教会患者引流管护理及观察，详细讲解更换引流袋、记录引流量的方法。如有不适，及时就诊。按计划放疗或化疗。期间定期复查血常规、肝肾功能等，控制血糖、血脂。

4.定期复诊：术后每3～6月复查一次，若出现持续性上腹疼痛、进行性消瘦、贫血、乏力、发热等症状及时到医院复诊。

第二十七节　胰岛素瘤患者护理与健康教育

【概述】

胰腺神经内分泌肿瘤（Pancreatic Neuroendocrine Neoplasm，PNEN）是胰岛内具有分泌不同激素功能的多种细胞发展形成的肿瘤，根据血清激素水平是否正常和有无临床症状分为功能性和无功能性胰腺内分泌肿瘤。功能性胰腺内分泌肿瘤中以胰岛素瘤（Insulinoma）最为常见，胰岛素瘤是来源于胰岛 β 细胞的一种少见肿瘤，恶性程度普遍较低。"Whipple三联征"为胰岛素瘤典型的临床表现，包括：①空腹或运动后出现低血糖。②发作时血糖低于2.8 mmol/L。③进食或者静脉注射葡萄糖后症状缓解。

【护理】

执行普外科疾病患者一般/腹腔镜护理。

（一）术前护理

1.休息与活动：保持情绪稳定，生活作息规律。

2.饮食与营养：许多患者就医前已发现进食能防止症状发作。入院后应详细了解患者已有的加餐规律，向患者及家属讲解低血糖症状和急救处理知识。根据医嘱，提醒和督促患者按时按量加餐，并随身携带一些糖果，出现发作前兆时，即刻服用。低血糖多发生于夜间及凌晨，可在睡前加餐，避免低血糖发作，减少对脑组织的损害。

3.术前准备

（1）指导患者术前适应性训练：呼吸功能锻炼、床上活动、床上大小便及踝泵运动等。

（2）遵医嘱备皮、合血，术前一日肠道准备，防止术后腹胀及排便困难。目前临床上多采用口服等渗性导泻药物，服药过程中注意多饮水，总量在2000 mL以上。

4.心理护理：胰岛素瘤患者心理负担较重，因临床表现复杂多样，容易被误诊为精神类疾病；低血糖发作时，地点时间不能控制，限制了人际交往和社交活动；由于依靠加餐缓解症状，体重往往偏胖，患者常害怕被人嘲笑，不愿与人交往；有些患者因为病情，耽误了学业、事业，产生自卑心理。所以心理护理非常重要，要多关心、体贴患者，多与患者沟通，使其消除思想顾虑，保持乐观情绪，增强战胜疾病的信心。

5.血糖监测：每日监测血糖变化，对患者做好宣教，嘱其测空腹血糖前不可进食，如感觉有低血糖症状，应立即检测血糖，以保证检测结果的准确性，之后根据患者发作情况嘱其进食。若血糖低于2.8 mmol/L，且患者出现意识不清等症状，应立即静脉注射50%葡萄糖缓解症状。如术前夜间发生无症状性低血糖，慎用含糖液体，以免影响术中血糖监测。

6.安全护理：加强巡视，嘱患者在病室内活动，外出检查时有专人陪伴，必要时24 h陪伴。患者低血糖发作时，应安置床垫，防止坠床；抽搐时注意保持呼吸道通畅，同时放置牙垫，防止咬伤。

（二）术后护理

1.血糖监测：由于正常胰岛的分泌功能尚未及时恢复，加上手术创伤刺激，患者术后出现"反跳性高血糖"，也可因肿瘤尚未切净而出现低血糖，术后需连续监测患者晨起空腹血糖，如有血糖升高，根据医嘱应用胰岛素，使血糖维持在正常范围。

2.其他护理：参见本章"胰腺癌患者术后护理"。

（三）并发症护理

参见本章"胰腺癌患者并发症护理"。

【健康教育】

1.活动指导：适当活动，劳逸结合，保持情绪稳定，生活作息规律，保证良好的睡眠。

2.饮食指导：戒烟酒，宜进高蛋白、高维生素、易消化、无刺激的饮食，少食多餐，忌暴饮暴食。

3.血糖管理：定期监测血糖，加强低血糖症状的自我观察，随身携带含糖食品，如糕点或糖果等。

4.引流管护理：术后患者戴引流管出院时，应教会患者引流管护理及观察，详细讲解更换引流袋、记录引流量的方法。如有不适，尽早就诊。

第二十八节　下肢动脉硬化闭塞症患者护理与健康教育

【概述】

下肢动脉硬化闭塞症（Arteriosclerosis Obliterans，ASO）指由于动脉硬化造成的下肢供血动脉内膜增厚、管腔狭窄或闭塞，病变肢体血液供应不足，引起下肢间歇性跛行、皮温降低、疼痛，甚至发生溃疡或坏死等临床表现的慢性进展性疾病，常为全身性动脉硬化血管病变在下肢动脉的表现。病变特点是以累及大中动脉为主，呈多节段分布，多见于中老年人。

【护理】

（一）非手术治疗护理/术前护理

1.休息与活动：睡觉或休息时取头高脚低位，避免久站、久坐及双膝交叉，以免影响血液循环；发生溃疡、坏疽时卧床休息，避免加重局部缺血缺氧。保持情绪稳定，生活作息规律，保证良好的睡眠。

2.饮食与营养：戒烟戒酒，宜进行低热量、低糖、低脂及富含纤维素饮食，预防动脉粥样硬化。

3.术前准备

（1）指导患者术前适应性训练：呼吸功能锻炼、床上活动、床上大小便等。遵医嘱备皮。

（2）功能锻炼：鼓励患者每日步行，指导患者进行Buerger运动，促进侧支循环的建立。Buerger运动方法：平卧，抬高患肢45°以上，维持2~3min；再坐起，自然下垂双脚2~5min，同时做足背的伸屈及旋转运动；恢复平卧，将患肢放平休息5min；以上动作练习5次为1组，每日可进行数次。腿部有溃疡及坏死，有动脉或静脉血栓形成时，不宜做此运动。

4.心理护理：安慰患者和家属，给予适当的心理支持，使患者保持良好的心态，减轻患者紧张恐惧心理。

5.患肢护理：观察患肢血运、温度、颜色、动脉搏动强度的变化。皮温低者，加盖棉被或穿厚袜子保暖，禁止用热水袋保暖肢体，以免加重肢体的缺血性坏死、疼痛和烫伤。加强足部护理，勿抓破患肢皮肤。如有肢体发生坏疽，应保持局部清洁干燥，按时换药，并用无菌敷料包扎。

6.疼痛护理：有效控制疼痛，可预防性应用镇痛药物。准确评估疼痛的部位、性质、持续时间及伴随症状，疼痛评估≥4分者，及时通知医生，遵医嘱给予镇痛药物，注意观察镇痛效果。

7.用药护理：给予降脂、抗血小板、活血化瘀、改善微循环等药物治疗，观察用药效果和有无不良反应。

8.ASO合并高血压管理：观察血压变化，根据医嘱应用降压药物。血压管理目标值：合并高血压的ASO患者建议控制血压<140/90mmHg；高血压同时合并糖尿病或慢性肾病的ASO患者建议控制血压<130/80mmHg。

9.ASO合并糖尿病管理：观察血糖变化，根据医嘱应用降糖药物，防止低血糖的发生。血糖管理目标：空腹血糖4.44~6.70mmol/L，餐后血糖6.70~8.90mmol/L，糖化血红蛋白<7.0%。

（二）术后护理

1.病情观察：①密切观察生命体征、意识以及尿量情况。②观察患肢血运、温度、颜色、肿胀和动脉搏动强度的变化，询问患者患肢感觉。

2.体位与活动：穿刺部位加压包扎36h，患肢制动24h，协助患者轴线翻身，制动期间可做踝泵运动，利于减轻患肢肿胀，预防深静脉血栓形成。加压包扎解除后，可逐渐下床活动。

3.饮食与营养：术后鼓励患者多饮水，加速造影剂排泄，保持尿量>1500mL/d。戒烟戒酒，宜进行低热量、低糖、低脂及富含纤维素饮食，预防动脉粥样硬化。

4.呼吸道管理：保持呼吸道通畅。遵医嘱给予氧气吸入，鼓励患者进行深呼吸和有效咳嗽、咳痰。痰液黏稠者遵医嘱给予雾化吸入，促进痰液排出，预防肺部感染的发生。

5.切口及引流管护理：行介入手术，注意保持加压包扎的有效性；观察敷料有无渗液、渗血，保持敷料的清洁干燥。行血管开放手术，常放置引流管，妥善固定，规范标识，避免受压、扭曲和折叠，保持引流通畅，观察并记录引流液的颜色、性质及量，如有异常立即通知医生。

6.疼痛管理：有效控制疼痛，可预防性应用镇痛药物。准确评估疼痛的部位、性质、持续时间及伴随症状，疼痛评估≥4分者，及时通知医生，遵医嘱给予镇痛药物，注意观察镇痛效果。

7.心理护理：护士要关心体贴患者，帮助患者正确认识疾病及预后，给予心理上的支持，以增强战胜疾病的信心。

8.用药护理：应用抗凝、抗血小板药物治疗时，定时监测血常规、凝血系列，密切观察切口、穿刺点有无渗血，观察有无腹痛、腹胀、血尿、黑便、牙龈出血等异常情况。

（三）并发症护理

1.出血：观察穿刺部位有无渗血与包块，严密监测血常规及凝血系列，防止出血并发症的发生，尤其是脑出血或消化道出血、腹膜后血肿等。

2.动脉缺血再灌注综合征：表现为动脉再通后数小时，已减轻或消失的患肢疼痛再次出现，甚至较术前更为剧烈。术后应注意观察患肢有无肿胀、皮温升高、皮肤发红等，如患肢肿胀明显、张力进行性增加、疼痛、皮肤苍白或发绀、感觉异常、警惕发生骨筋膜室综合征，必要时切开减压治疗，避免皮肤、肌肉、神经缺血性坏死。

3.支架内血栓形成：密切观察患肢皮肤颜色、温度、感觉、动脉搏动等情况，术前术后进行对比，详细询问疼痛部位及其他变化，如有异常及时通知医生行彩色多普勒超声检查。

4.心、脑、肺血管性疾病：严密观察生命体征及病情变化，控制血压，纠正心力衰竭，防止心肌梗死、脑梗死、脑出血、肺栓塞等。

【健康教育】

1.生活方式：保护患肢、避免外伤，注意保暖，避免肢体过度弯曲，适当锻炼，改善肢体血液循环。保持情绪稳定，生活作息规律，保证良好的睡眠。

2.饮食指导：戒除烟酒、宜进低糖、低胆固醇、低脂及富含纤维素、维生素的饮食，预防动脉粥样硬化。

3.用药指导：规律服药，如服用抗凝、抗血小板药物等，观察有无血尿、黑便、牙龈出血、腹痛、腹胀等异常情况。合并高血压、糖尿病及高脂血症者按时服药，防止心、脑血管疾病及动脉再闭塞的发生。

4.自我监测：指导患者自我检查患肢皮肤颜色、温度、血运及动脉搏动，发现问题及时就医。

5.复诊指导：出院后1、3、6、12个月到门诊复查，了解血管通畅情况。

第二十九节　急性肢体动脉栓塞患者护理与健康教育

【概述】

急性动脉栓塞（Acute Arterial Embolism）是指来源于心脏、近侧动脉壁或者其他来源的栓子随动脉血流冲入并栓塞远端动脉，导致相应肢体或器官缺血以至坏死的一种病理过程。动脉栓塞主要由血栓造成，此外，肿瘤、空气、脂肪等异物也可能成为栓子。血栓90%来源于心脏，常见于患风湿性心脏病、心房颤动和心肌梗死等疾病的患者。栓子随动脉血流冲入并栓塞远端动脉，引起动脉供血肢体的缺血，多见于下肢，严重者可导致截肢。

【护理】

（一）术前护理

1.休息与活动：卧床休息，头高脚低位，保持情绪稳定，保证良好的睡眠。

2.饮食与营养：戒烟戒酒，宜进低盐低脂饮食。

3.术前准备：指导患者术前适应性训练，呼吸功能锻炼、床上活动、床上大小便等。必要时做好备皮等急症手术准备。

4.心理护理：安慰患者和家属，给予适当的心理支持，使患者保持良好的心态，减轻患者紧张恐惧心理。

5.患肢观察：观察患肢血运、温度、颜色、动脉搏动强度变化，询问患者患肢感觉。皮温低者，可以加盖棉被、穿棉袜保暖；忌冷、热敷。

6.疼痛护理：有效控制疼痛。可预防性应用镇痛药物。准确评估疼痛的部位、性质、持续时间及伴随症状，疼痛评估≥4分者，及时通知医生，遵医嘱给予镇痛药物，注意观察镇痛效果。

7.用药护理：应用抗凝、抗血小板、扩血管药物，观察用药效果和有无不良反应。

（二）术后护理

1.病情观察：①密切观察生命体征、意识以及尿量情况。②观察患肢血运、温度、颜色、肿胀和动脉搏动强度的变化，询问患者患肢感觉。如皮肤由苍白转为红润，疼痛麻木感减轻或消失，皮肤温暖，表示动脉血流恢复通畅。

2.体位与活动：穿刺部位加压包扎36h，患肢制动24h，其间可做踝泵运动，预防深静脉血栓形成。加压包扎解除后，可逐渐下床活动。

3.饮食与营养：鼓励患者多饮水，加速造影剂排泄，保持尿量>1500mL/d。戒烟戒酒，宜进行低盐低脂饮食。

4.呼吸道管理：保持呼吸道通畅。遵医嘱给予氧气吸入，鼓励患者进行深呼吸和有效咳嗽、咳痰。痰液黏稠者遵医嘱给予雾化吸入，促进痰液排出，预防肺部感染的发生。

5.切口及引流管护理：行介入手术，注意保持加压包扎的有效性；观察切口敷料情况，有无渗液、渗血，保持敷料的清洁干燥。行血管开放手术，常放置引流管，需妥善固定、规范标识、避免受压、扭曲和折叠，保持引流通畅，观察并记录引流液的颜色、性质及量，如有异常立即通知医生。

6.疼痛管理：有效控制疼痛，可预防性应用镇痛药物。准确评估疼痛的部位、性质、持续时间及伴随症状，疼痛评估≥4分，及时通知医生，遵医嘱给予镇痛药物，注意观察镇痛效果。

7.心理护理：护士要关心体贴患者，帮助患者正确认识疾病及预后，给予心理上的支持，以增强患者战胜疾病的信心。

8.用药护理：应用抗凝、抗血小板、扩血管、消肿药物治疗时，监测血常规、凝血系列，观察切口、穿刺点有无渗血，观察有无腹痛、腹胀、血尿、黑便、牙龈出血等异常情况，观察肢体有无肿胀。

（三）并发症护理

参见本章"下肢动脉硬化闭塞症并发症护理"。

【健康教育】

参见本章"下肢动脉硬化闭塞症健康教育"。

第三十节 急性肠系膜上动脉栓塞患者护理与健康教育

【概述】

急性肠系膜上动脉栓塞（Superior Mesenteric Artery Embolism，SMAE）是指栓子进入肠系膜上动脉发生栓塞，导致肠道功能障碍、缺血、坏死。

【护理】

（一）术前护理

1.休息与活动：卧床休息，保持情绪稳定，生活作息规律，保证良好的睡眠。

2.饮食与营养：遵医嘱禁饮食或者流质饮食，给予静脉营养支持治疗。

3.术前准备：指导患者术前适应性训练，呼吸功能锻炼、床上活动、床上大小便及踝泵运动等。必要时做好备皮等急症手术准备。

4.心理护理：安慰患者和家属，给予适当的心理支持，使患者保持良好的心态，减轻患者紧张恐惧心理。

5.病情观察：观察患者有无发热、恶心、呕吐、腹痛、腹胀，有无肛门排气、排便，观察大便颜色、性质及量的变化。如有异常，及时通知医生处理。

6.用药护理：应用抗血小板、抑酸、抗感染等药物，观察用药效果和有无不良反应。

（二）术后护理

1.病情观察：①密切观察生命体征及意识的变化。②观察有无恶心、呕吐、腹痛、腹胀，有无肛门排气、排便，观察大便颜色、性质、质量。③观察尿量变化，保持尿量>1500 mL/d。

2.体位与活动：穿刺部位加压包扎36h，患肢制动24h，协助患者轴线翻身，制动期间可做踝泵运动，预防深静脉血栓形成。加压包扎解除后，可逐渐下床活动。

3.饮食与营养：术后根据肠功能恢复情况决定进食时间，禁饮食期间给予静脉营养支持治疗。

4.呼吸道管理：保持呼吸道通畅。遵医嘱给予氧气吸入，鼓励患者进行深呼吸和有效咳嗽、咳痰。痰液黏稠者遵医嘱给予雾化吸入，促进痰液排出，预防肺部感染的发生。

5.切口及引流管护理：行介入手术，注意保持加压包扎的有效性；观察切口敷料情况，有无渗液、渗血，保持敷料的清洁干燥。行肠系膜上动脉切开取栓术，常放置引流管，妥善固定，规范标识，避免受压、扭曲和折叠，保持引流通畅，观察并记录引流液的颜色、性质及量，如有异常立即通知医生。

6.疼痛管理：评估疼痛的部位、性质、持续时间及伴随症状，有效控制疼痛，必要时遵医嘱合理应用镇痛药。

7.心理护理：护士要关心体贴患者，帮助患者正确认识疾病及预后，给予心理上的支持，以增强战胜疾病的信心。

8.用药护理：应用抗凝、抗血小板药物治疗时，定时监测血常规、凝血系列，密切观察切口、穿刺点有无渗血，观察有无腹痛、腹胀、血尿、黑便、牙龈出血等异常情况。

（三）并发症护理

1.肠坏死：观察患者腹痛变化，有无恶心、呕吐、肛门停止排气、排便等，如有异常，警惕再次发生肠系膜上动脉栓塞，及时通知医生处理。

2.腹腔感染：观察患者体温、脉搏、血压等生命体征及腹部体征变化，如果患者出现高热、脉速、腹部有压痛及反跳痛，警惕肠壁缺血性坏死，肠道内细菌透过坏死肠壁进入腹腔引起感染，及时通知医生处理。

【健康教育】

1.生活方式：戒烟戒酒，宜进低盐低脂饮食，养成良好的生活习惯。

2.活动指导：出院后以休息为主，劳逸结合，活动量循序渐进，避免剧烈活动。

3.用药指导：规律服药，定期复查。服用抗凝、抗血小板药物时，定期监测血常规和凝血系列，观察有无腹痛、腹胀、血尿、黑便、牙龈出血等异常情况。

4.复诊指导：出院后1、3、6、12个月到门诊复查，了解血管通畅情况。

第三十一节 腹主动脉瘤介入治疗
患者护理与健康教育

【概述】

腹主动脉瘤（Abdominal Aortic Aneurysm，AAA），当腹主动脉的直径扩张至正常直径的1.5倍时称之为腹主动脉瘤，是最常见的动脉扩张性疾病，一旦破裂出血可危及生命。腹主动脉瘤好发于老年男性，男女发病之比为10∶3。肾动脉水平以下的腹主动脉是动脉瘤最易形成的部位。

【护理】

（一）术前护理

1.休息与活动：限制患者活动，必要时绝对卧床休息。保持情绪稳定，生活作息规律，保证良好的睡眠。

2.饮食与营养：戒烟戒酒，宜进低盐、低脂、高蛋白、高纤维素、高维生素易消化饮食。细嚼慢咽、避免过饱。

3.术前准备：指导患者术前适应性训练，呼吸功能锻炼、床上活动、床上大小便等。遵医嘱备皮。

4.心理护理：动脉瘤破裂可危及患者生命，应向患者和家属介绍疾病和手术相关知识及术后注意事项；理解患者的异常心理反应并耐心解答患者和家属的问题，安慰患者和家属，给予适当的心理支持，使患者保持良好的心态，减轻患者紧张恐惧心理。

5.控制血压和心率：应用药物控制血压和心率，收缩压在100~120mmHg之间，心率在60~80次/min。β受体阻滞剂应用早于硝普钠，观察用药效果及有无不良反应。

6.防止腹内压增高：保持大小便通畅；如有恶心、呕吐、便秘、咳嗽等，及时通知医生处理。

7.病情观察

（1）压迫症状：巨大腹主动脉瘤体，可压迫十二指肠、输尿管、下腔静脉、胆管等，出现腹痛、腹胀、尿少、黄疸、下肢静脉回流障碍等症状。严密观察患者腹部体征及尿量变化，观察呼吸频率、节律有无改变，有无胸闷、胸痛等。如有异常，及时报告医生，采取相应措施。

（2）破裂症状：突发剧烈腹痛或腰背部疼痛，为瘤体急剧扩张甚至破裂的先兆。入院后常规建立留置针静脉通路，一旦患者出现疼痛加剧、面色苍白、血压下降、脉搏加快等症状，高度警惕动脉瘤破裂，及时报告医生，采取急救措施。

（3）栓塞症状：瘤腔内的血栓或粥样斑块在动脉血流冲击下脱落，可导致下肢动脉栓塞。严密观察患者下肢皮肤颜色、温度、血运及动脉搏动情况，如有异常及时报告医生处理。

（二）术后护理

1.病情观察：①动态监测体温、心率、血压等生命体征的变化。②观察四肢皮肤颜色、温度、血运及动脉搏动情况。③观察患者的意识、面色、呼吸情况。④观察腹部体征及尿量变化。

2.体位与活动：卧床休息，穿刺部位加压包扎36h，患肢制动24h，协助患者轴线翻身，下肢做踝泵运动，预防深静脉血栓形成。根据病情决定患者下床时间。

3.饮食与营养：鼓励患者多饮水，加速造影剂排泄，保持尿量>1500 mL/d。戒烟戒酒，宜进低盐、低脂、高蛋白、高纤维素、高维生素易消化饮食。

4.呼吸道管理：保持呼吸道通畅。遵医嘱给予氧气吸入，鼓励患者进行深呼吸和有效咳嗽、咳痰。痰液黏稠者遵医嘱给予雾化吸入，促进痰液排出，预防肺部感染的发生。

5.穿刺部位/切口护理：保持加压包扎的有效性；观察敷料情况，有无渗液、渗血，保持敷料的清洁干燥，如有异常立即通知医生。

6.疼痛管理：评估疼痛的部位、性质、持续时间及伴随症状，有效控制疼痛，必要时遵医嘱合理应用镇痛药。

7.心理护理：护士要关心体贴患者，帮助患者正确认识疾病及预后，给予心理上的支持，以增强患者战胜疾病的信心。

8.控制血压和心率：继续应用药物控制血压和心率，收缩压控制在100～120 mmHg，心率在60～80次/min。观察用药效果及有无不良反应。

9.用药护理：肾动脉放置支架抗凝治疗期间，定时监测血常规、凝血系列，密切观察切口、穿刺点有无渗血，观察有无腹痛、腹胀、血尿、黑便、牙龈出血等异常情况。

（三）并发症护理

1.腔内隔绝术后综合征：表现为"三多两少"，即白细胞、C反应蛋白、体温升高（一般不超过38.5℃），红细胞、血小板减少，应给予物理降温、消炎镇痛类药物对症处理。

2.内漏：是腹主动脉瘤EVAR术后最常见的并发症，发生率在15%～50%。内漏可导致瘤体进一步增大甚至破裂。术后如发现腹部包块与术前无变化甚至增大，若仍有搏动，及时报告医生处理。

【健康教育】

1.生活方式：戒烟戒酒，宜进低盐、低脂、高纤维素、易消化饮食，忌暴饮暴食。保持大便通畅，如有便秘，可使用缓泻剂，避免用力排便。

2.活动指导：注意休息，劳逸结合，半年内避免重体力劳动及剧烈活动。

3.自我监测：规律服药，学会自测脉搏、血压。收缩压控制在100～120mmHg，心率在60～80次/min。

4.复诊指导：出院后1、3、6、12个月到门诊复查。若出现胸、腹、腰痛等不适，应及时就诊。

第三十二节　原发性下肢静脉曲张患者护理与健康教育

【概述】

原发性下肢静脉曲张（Primary Lower Extremity Varicose Veins）是指下肢浅静脉瓣膜关闭不全，使静脉内血液倒流，远端静脉瘀滞，继而病变静脉壁扩张、变形、出现不规则膨出和扭曲。多见于体力劳动强度大、从事持久站立工作或久坐少动的人群。早期表现为下肢沉重、酸胀、乏力和疼痛；后期表现为下肢静脉曲张，血管隆起，蜿蜒成团。如肢体营养不良，可表现为色素沉着、溃疡、湿疹样改变。常见并发症有：血栓性浅静脉炎及曲张静脉破裂出血。

【护理】

执行普外科疾病患者一般护理。

（一）非手术治疗护理/术前护理

1.休息与活动：抬高患肢30°～40°，适当运动，应用弹力绷带或弹力袜，避免久站、久坐及肢体下垂。

2.饮食与营养：戒烟戒酒。鼓励患者进食富含膳食纤维的食物，保持大便通畅。控制体重。

3.术前准备

（1）指导患者术前适应性训练：呼吸功能锻炼、床上活动、床上大小便及踝泵运动等。

（2）积极处理血栓性浅静脉炎、溃疡形成、曲张静脉破裂出血等病程进展中的并发症，遵医嘱备皮。

（3）特殊检查：术前行髂静脉造影，注意观察穿刺部位有无出血。

4.心理护理：安慰患者和家属，给予适当的心理支持，使患者保持良好的心态，减轻患者紧张恐惧心理。

5.患肢观察：观察患肢血运、温度、颜色、动脉搏动强度变化。如肢体发生溃疡，应保持局部清洁干燥，按时换药，并用无菌敷料包扎。继发感染者，应用抗生素治疗。勿搔抓皮肤，避免外伤，保护患肢。

6.用药护理：黄酮类和七叶皂苷类药物可缓解肢体酸胀、水肿等症状，观察用药效果和有无不良反应。

（二）术后护理

1.病情观察：严密监测生命体征，观察病情变化。

2.体位与活动：卧床时抬高下肢30°~40°，同时做踝泵运动，促进下肢静脉回流。术后1d可下床活动。

3.饮食与营养：患者麻醉后6h可进普通饮食。鼓励患者进食富含膳食纤维的食物，保持大便通畅。

4.呼吸道管理：保持呼吸道通畅。遵医嘱给予氧气吸入，鼓励患者进行深呼吸和有效咳嗽、咳痰。痰液黏稠者遵医嘱给予雾化吸入，促进痰液排出，预防肺部感染的发生。

5.切口护理：观察切口敷料情况，有无渗液、渗血，保持敷料的清洁干燥，保持弹力加压包扎的有效性，如有异常立即通知医生。

6.疼痛管理：评估疼痛的部位、性质、持续时间及伴随症状，有效控制疼痛，必要时遵医嘱合理应用镇痛药。

7.心理护理：护士要关心体贴患者，帮助患者正确认识疾病及预后，给予心理上的支持，以增强患者战胜疾病的信心。

8.患肢观察：术后患肢用弹力绷带加压包扎，注意保持合适的松紧度，观察患肢血运、温度、颜色、肿胀程度和动脉搏动强度变化，保护患肢。

9.用药护理：应用抗凝、活血化瘀药物治疗时，定时监测血常规、凝血系列，观察切口、穿刺点有无渗血，观察有无血尿、黑便、牙龈出血、腹痛、腹胀等异常情况。

（三）并发症护理

下肢深静脉血栓形成：静脉曲张和手术是下肢深静脉血栓形成的好发因素，术后鼓励患者早期下床活动、给予加压、抗凝等治疗，防止下肢深静脉血栓形成。应密切观察患者下肢有无肿胀、疼痛等，如有异常及时通知医生处理。

【健康教育】

1.生活方式：戒烟戒酒，多食富含膳食纤维的食物，保持大便通畅，控制体重；避免穿着过紧衣物；避免久站、久坐、双膝交叉过久；休息时抬高患肢，适当活动，减少静脉瘀滞，减轻患肢肿胀。

2.弹力治疗：非手术治疗者长期坚持使用弹力袜或弹力绷带，促进下肢静脉回流，减轻下肢沉重及疲劳感，防止深静脉血栓形成。手术后患者至少使用弹力袜或弹力绷带6个月。

3.复诊指导：出院后3、6、12个月到门诊复查。

第三十三节　深静脉血栓患者护理与健康教育

【概述】

深静脉血栓形成（Deep Venous Thrombosis，DVT）是指血液在深静脉内不正常的凝固、从而导致静脉回流障碍，是常见的血栓类疾病。全身主干静脉均可发病，尤其多见于下肢。急性期，当血栓脱离腿部的静脉，游走到肺脏，阻塞肺部血管，可形成严重而致命的肺栓塞。此外，当血栓严重时，可造成慢性深静脉功能不全，影响患者的生活和工作。静脉壁损伤、血流缓慢、血液高凝状态是导致深静脉血栓的三个主要因素。

【护理】

（一）非手术治疗护理/术前护理

1.休息与活动：急性期卧床休息10~14 d，避免动作幅度过大，患肢高于心脏平面20~30 cm，患肢禁止按摩、热敷。保持情绪稳定，生活作息规律，保证良好的睡眠。

2.饮食与营养：戒烟戒酒，宜进低脂、富含膳食纤维的饮食，鼓励患者多饮水，保持大便通畅。

3.术前准备：指导患者术前适应性训练，呼吸功能锻炼、床上活动、床上大小便等，遵医嘱备皮。

4.心理护理：安慰患者和家属，给予适当的心理支持，使患者保持良好的心态，减轻患者紧张恐惧心理。

5.病情观察：观察患肢温度、颜色、肿胀和动脉搏动情况，询问患者患肢感觉。观察患者有无胸痛、呼吸困难、咯血、血压下降甚至晕厥等表现，警惕肺栓塞的发生。

6.用药护理：给予抗凝、溶栓、祛聚、消肿药物治疗，观察用药效果和有无不良反应。患肢外敷药物常为芒硝、冰片。外敷袋内药物要研碎，保证外敷药袋与皮肤的充分接触。每日用温水轻轻擦拭皮肤，保持皮肤良好的通透性。

（二）术后护理

1.病情观察：①观察生命体征、意识、尿量、切口或穿刺点情况。②观察患肢温度、颜色、肿胀程度和动脉搏动强度的变化，询问患者患肢感觉。③观察有无胸痛、呼吸困难等症状。

2.体位与活动：穿刺部位加压包扎12 h，患肢制动12 h，制动期间可做足部背屈活动。卧床休息10~14 d，患肢高于心脏平面20~30 cm，避免患肢用力，可在床上翻身活动。

3.饮食与营养：术后鼓励患者多饮水，加速造影剂排泄，保持尿量>1500 mL/d。宜进低脂、富含膳食纤维的饮食，保持大便通畅。

4.呼吸道管理：保持呼吸道通畅。遵医嘱给予氧气吸入，鼓励患者进行深呼吸和有效咳嗽、咳痰。痰液黏稠者遵医嘱给予雾化吸入，促进痰液排出，预防肺部感染的发生。

5.穿刺部位/切口护理:保持加压包扎的有效性;观察敷料情况,有无渗液、渗血。保持敷料的清洁干燥,如有异常立即通知医生。

6.疼痛管理:评估疼痛的部位、性质、持续时间及伴随症状,有效控制疼痛,必要时遵医嘱合理应用镇痛药。

7.心理护理:护士要关心体贴患者,帮助患者正确认识疾病及预后,给予患者心理上的支持,以增强患者战胜疾病的信心。

8.导管溶栓护理:溶栓导管妥善固定,避免打折、脱出,保持通畅。使用微量泵泵入溶栓药物,准确控制药物输注速度。监测血压,抗凝溶栓患者收缩压控制目标 $90 \sim 140 \, mmHg$。

9.用药护理:应用抗凝、溶栓药物治疗时,定时监测血常规、凝血系列,密切观察切口、穿刺点有无渗血,观察有无腹痛、腹胀、血尿、黑便、牙龈出血等异常情况。

(三)并发症护理

1.肺栓塞:对不明原因的呼吸困难、胸痛、咯血、烦躁不安、晕厥、咳嗽、心悸,高度怀疑肺栓塞,立即使患者卧床制动,心电监护,高浓度氧气吸入,建立静脉通路,使用抗凝、止痛、解痉、溶栓等药物,积极配合抢救。

2.出血:抗凝、溶栓治疗期间要严密观察有无全身性出血倾向和切口渗血,尤其是颅内出血或消化道出血、腹膜后血肿等。若因抗凝药物引起出血,应立即停用抗凝药物,给予鱼精蛋白等拮抗剂治疗,必要时输新鲜血浆、冷沉淀、血小板等。

【健康教育】

1.生活方式:戒除烟酒、控制体重,保持身心健康。宜低脂、高纤维素饮食,保持大便通畅,避免因大便困难,造成腹内压增高,影响下肢静脉血液回流。

2.弹力治疗:下肢穿弹力袜,适当锻炼,改善肢体血液循环,预防深静脉血栓形成后综合征和静脉血栓复发。

3.用药护理:规律服药,观察有无腹痛、腹胀、血尿、黑便、牙龈出血、皮肤瘀斑等异常情况。

4.复诊指导:出院后1、3、6、12个月到门诊复查。放置滤器者,应在规定时间到医院复诊取出滤器。

第二章　骨外科常见疾病护理与健康教育

第一节　骨外科疾病患者一般护理与健康教育

【概述】

　　骨外科护理是围绕骨外科疾病患者展开的专业护理工作，涵盖术前、术中及术后全流程。术前，护士需做好患者心理疏导，缓解其紧张焦虑情绪，同时进行全面身体评估，协助完成各项术前检查，指导患者进行适应性训练，如床上排便、呼吸功能锻炼等。术中，密切配合医生操作，严格无菌管理，监测患者生命体征。术后，重点观察伤口渗血、肢体血液循环及感觉运动情况，预防并发症，如深静脉血栓、压疮等。通过科学、细致的护理，助力患者减轻痛苦，促进骨折愈合与功能恢复，早日回归正常生活。

【护理】

　　（一）术前护理

　　1.休息与活动：以卧床休息为主，减少活动，外出检查可借助轮椅以避免跌倒。

　　2.饮食与营养：指导患者进食高蛋白质和含碳水化合物的饮食，糖尿病患者应控制血糖水平在 7.8～10 mmol/L。存在营养风险的患者在术前服用口服营养补充剂（Oral Nutritional Supplements，ONS）至少 7 d。

　　3.术前准备

　　（1）宣教：术前戒烟酒 2～4 周，介绍病区环境、主管医生护士及围术期疾病诊疗流程、患者如何参与快速康复等知识。

　　（2）病情评估：测量患者的体温、脉搏、呼吸、血压、体重、身高，评估患者的营养状况；了解患者既往史及特殊用药史，筛查患者的基础疾病，评估心肺功能；对患者进行压力性损伤、跌倒、深静脉血栓、疼痛、生活自理能力、非计划拔管等风险评估，高风险患者采取相应护理措施。

（3）完善术前检查：如血常规、凝血系列、心肺功能及影像学等检查。

（4）术前指导：指导患者深呼吸及有效咳嗽，练习床上大小便，练习卧床功能锻炼，正确选择使用支具，正确穿脱弹力袜。

（5）保证睡眠：超前镇痛，缓解紧张情绪，保证患者良好睡眠。

（6）术前一日准备：①皮肤准备：术区禁止剃刀备皮，遵医嘱做好个人卫生处置。②术前做好交叉配血试验：严格落实"三查八对"制度。③药物过敏试验：皮试阳性者做好标识。④禁饮食：全麻手术前6h禁食、2h禁饮。

（7）术日准备：①监测生命体征并记录，取下假牙、眼镜、饰品、手表及贵重物品交给家属。②准备术中用物、术中带药、影像学资料、病历等。③遵医嘱术前用药，必要时留置尿管。④再次检查术前各项准备工作落实情况，查看手术部位标识，填写手术交接单，与手术室做好各项交接工作。

4.心理护理：做好心理疏导，缓解紧张情绪。

5.疼痛管理：根据疼痛评估分级，采取药物、心理等多模式镇痛措施。

（二）术后护理

1.病情观察

（1）监测生命体征：了解手术方式、术中出血、输血等情况，密切观察患者生命体征及神志等变化。

（2）风险评估：对患者进行压力性损伤、跌倒、深静脉血栓、疼痛、非计划拔管、生活自理能力、营养等风险评估，高风险患者采取相应护理措施。积极向患者及家属宣教术后相关知识，及时评价宣教效果并落实。

2.体位与活动：全麻术后给予平卧位，如有恶心、呕吐者，头偏向一侧，防止误吸。麻醉清醒后即可主动或被动进行踝泵运动、股四头肌等长等张收缩、四肢伸屈活动、直腿抬高练习等。

3.饮食与营养：麻醉清醒后即可给予温开水5~10mL，逐渐增加到20~50mL/次，4h后无恶心呕吐可逐渐进食流质、半流质饮食，次日可进普通饮食。关注患者摄入及排泄情况，鼓励患者进食高蛋白、高维生素、易消化的食物，3d内保证排便1次，忌辛辣、油炸及甜食，避免腹胀。术后营养支持摄入热卡的目标量为25~30kcal/（kg·d）、摄入蛋白质的目标量是1.5~2.0g/（kg·d）。推荐应用成品营养制剂。

4.呼吸道管理：遵医嘱给予吸氧，指导患者进行深呼吸和有效咳嗽，协助患者进行拍背咳痰，痰液黏稠者遵医嘱给予雾化吸入。

5.切口及引流管护理：观察切口敷料有无渗液、渗血，保持敷料清洁干燥。妥善固定各种引流管，规范标识，保持通畅，密切观察引流液的颜色、性质及量的变化并作好记录，如有异常立即通知医生。

6.疼痛管理：正确评估，采取多模式镇痛方式，保证患者在舒适状态下积极配合治疗护理，有助于快速康复。

7.心理护理：对患者进行心理支持，鼓励患者积极配合治疗。

8.功能锻炼：根据疾病特点及手术方式给予个性化功能锻炼指导。

9.血运及感觉运动观察：观察四肢血运及感觉、运动情况与术前相比有无变化，如有异常，及时通知医生。

10.用药护理：护士应对患者所用药物的作用及注意事项进行宣教，并观察用药后反应。如发生不良反应立即通知医生处理。

11.随访：术后1月内应采取电话、短信、门诊等形式随访，了解患者居家期间的康复进展。

【并发症护理】

1.出血：术后应严密观察生命体征、肢体感觉运动、切口敷料及引流量等情况，如有异常，及时通知医生处理。

2.深静脉血栓形成：多发生于下肢静脉，可合并肺栓塞死亡。

（1）观察下肢有无疼痛、肿胀、静脉扩张、腓肠肌压痛。确诊血栓形成后，可抬高患肢20°~30°，避免患肢活动，忌做按摩、理疗等，肿胀严重者遵医嘱给予芒硝外敷。

（2）肺栓塞：观察有无咳嗽、咯血、胸痛、呼吸困难、低氧血症、意识改变等症状，如有异常，给予高流量氧气吸入，病情允许时可协助患者取半坐卧位，配合医生行进一步检查及处理。

3.切口感染：术后需保持切口敷料清洁干燥，遵医嘱加强营养支持，合理使用抗生素，密切观察切口有无红、肿、热、痛及体温升高等情况，如有异常，应及时通知医生对症处理。

4.肺部感染：鼓励有效咳嗽深呼吸，鼓励饮水，必要时遵医嘱行雾化吸入治疗，卧床患者鼓励床上活动，病情允许时尽早下床。

5.尿路感染：留置导尿者每日行会阴护理2次，鼓励患者多饮水，保持尿管通畅。

6.压力性损伤：注意骨隆突处及受压部位皮肤情况，卧床患者每2h翻身1次，加强皮肤护理，保持床单整洁，避免潮湿。

7.跌倒：初次下床需遵循"三个30s"（平躺30s后坐起，坐起30s后站立，站立30s后行走），活动时必须有家人陪护，正确选择和使用助行器，注意地面防滑。

8.便秘：评估患者饮食结构及排便情况，鼓励其多食蔬菜水果，多饮水，必要时给予药物通便。

第二节　先天性手部畸形患者护理与健康教育

【概述】

手部先天性畸形（Congenital Malformation Of Hand）是指在出生时或出生前存在手的发育异常，或潜在异常因素。病因主要有遗传因素（内因）及外界因素（外因）两大方面。

【护理】

执行骨外科疾病患者一般护理。

（一）术前护理

1.休息与活动：遵循患儿自身的作息规律，保证充分睡眠。原则上不限制患儿活动。

2.饮食与营养：了解患儿饮食习惯，有无偏食，营养是否均衡。指导家长为患儿补充优质高蛋白食物，摄入足够的热量和丰富的维生素，术前禁食禁水6h。

3.术前准备

（1）病情观察记录：观察患肢局部情况，了解畸形类型、功能障碍程度、肢体颜色、温度、张力、感觉、运动及全身情况。

（2）保护患肢血管：避免在患肢进行输液、抽血等操作。如果手术需要从其他肢体切取血管、神经等组织，要注意保护供区。

4.心理护理：针对患儿年龄小、恐惧感强，家长对手术期望值较高等心理特点，与患儿交流时使用平和亲近的语言，缓解患儿恐惧紧张情绪。加强与家长沟通，帮助其了解疾病相关知识，树立正确的心态，客观认识手术效果。

（二）术后护理

1.病情观察

（1）生命体征监测：全麻术后持续心电监护，使用面罩或鼻导管吸氧，调节报警范围，密切观察生命体征变化。

（2）注意观察患儿面色、口唇颜色、血氧饱和度、末梢循环、哭声、反应等变化。

2.体位与活动：全麻术后取平卧位。使用软枕抬高患肢10~15cm，有利于静脉回流，减轻肢体肿胀。

3.饮食与营养

（1）患儿术后一般禁食禁水6h，进食禁水前作好评估与观察，可根据患儿具体情况适当缩短禁食禁水时间。先试喂少量温水，逐渐过渡到牛奶、鸡蛋羹等流质、半流质饮食。

（2）密切观察进食后的反应，如出现呛咳反应、恶心呕吐等症状，暂停进食进水，防止发生误吸。

4.呼吸道管理：患儿术中易动，不配合手术，手术一般都是在全麻下进行的，术后为患儿取平卧位，头偏向一侧，保持呼吸道通畅，密切观察面色及呼吸，防止发生窒息。

5.切口及引流管护理：观察切口出血情况，及时更换敷料，防止感染。适当用力加压包扎，避免术后发生血肿。

6.疼痛管理：选择合适的疼痛评估量表，通常使用数字等级评定量表（NRS）和Wong-Bater面部表情量表进行疼痛评估。及时查找患儿哭闹原因，应指导家属给予患儿抚触、听音乐等方法分散注意力，必要时遵医嘱应用镇静镇痛药物，防止因躁动诱发血液循环障碍。

7.心理护理

（1）护士应通过和蔼的语言、可亲的态度以及各种肢体语言与患儿建立好感和信任感。尽可能减少护理操作带来的不良刺激。

（2）护士应耐心向患儿家属讲解术后配合方法，减轻焦虑。

8.功能锻炼

（1）术后第一阶段（0~4周）：防止手指屈曲挛缩，维持未受累关节的活动度。在医生指导下对健指进行有规律的主、被动活动，避免失用性萎缩。植皮固定一般在两周以内，注意观察纱布包有无移位及渗血，拆除纱布包后观察植皮效果。

（2）术后第二阶段（4~8周）：患指完成轻度主动活动，减少瘢痕粘连。进行抓、握、捏、拍的训练，可同时进行物理治疗。功能锻炼遵循拇—示—中—环—小指、掌指关节—近指间关节—远指间关节的顺序。

（3）术后第三阶段（8周~6个月）：防止指蹼瘢痕粘连及爬移、手指屈曲挛缩等并发症，达到功能性活动的目的。进行精细动作协调性练习及抗阻力练习，如分豆子、串珠游戏、使用勺子、筷子、排球等。

9.用药观察：合理安排输液顺序，注意控制静脉输液量及速度，观察药物不良反应。

10.支具护理：保持患肢的有效固定且处于功能位。支具松紧适宜，受压处使用防护敷料，防止皮肤局部受压，同时观察患儿手部血循环情况、绷带松紧程度、敷料渗出等情况。

（三）并发症护理

1.血管危象：是血管吻合术后最常见的并发症，内容同断肢再植术。

2.切口感染：多发生在术后3~7d，注意切口局部有无红、肿、热、痛及体温变化。关注实验室相关炎症指标，遵医嘱应用抗生素。

3.其他：关节僵硬、肌腱粘连、瘢痕挛缩等。

【健康教育】

1.安全宣教：告知家属相关安全知识，防止引流管脱出、坠床、烫伤等意外事件的发生。

2.支具治疗：手术后应用矫形支具，有利于手部功能更好地康复，以达到最好的矫正效果。为减轻关节僵硬的感觉，每天对患肢进行按摩，指导进行适当的关节活动，如伸屈、内收、手指弯曲等动作。

3.禁烟宣教：先天性手畸形患儿，部分需要行血管吻合术，为了防止术后血管痉挛，患儿家属禁止吸烟。

4.出院指导

（1）术后14d左右拆线，3~4周门诊复查，拍X片。

（2）定期复查，评定手功能。

（3）注意保暖，预防感染，远离吸烟人群。

（4）保护患肢，避免冻伤、烫伤，不适随诊。

第三节　先天性髋关节发育不良患者护理与健康教育

【概述】

先天性髋关节发育不良（Congenital Dysplasia of the Hip，CDH）早期称为先天性髋关节脱位，是指患者髋关节发育滞后或存在缺陷，导致股骨头、髋臼形状、方向、大小出现异常，病变可影响关节囊和股骨头、髋臼及其周边的软组织、韧带、肌肉，是髋臼发育不良、髋关节脱位这一类疾病的总称。

【护理】

执行骨外科疾病患者一般护理。

（一）术前护理

1.休息与活动：保证患者休息，保持情绪稳定，规律生活作息，保证良好的睡眠，如睡眠较差，可遵医嘱服用助睡眠药物。

2.饮食与营养：宜进食营养丰富易消化的食物，避免辛辣生冷刺激性食物，避免暴饮暴食。评估有营养风险的患者可遵医嘱口服营养制剂加强营养，改善其营养状况，增强机体抵抗力。

3.术前准备

（1）术前指导：指导患者股四头肌的舒缩运动及踝泵运动，防止肌肉萎缩，保持正常肌力。

（2）皮肤准备：术前一天备皮，术前晚及术日晨用碘伏消毒手术区域，如发现患者有疖、痈、脚癣、静脉曲张、灰指甲等，通知医生处理。

（3）术前用药：术前30min合理应用抗生素防止术后感染。

4.心理护理：做好心理疏导，缓解患者紧张情绪。

（二）术后护理

1.病情观察：严密监测生命体征变化，每小时记录生命体征。同时注意观察肢端温度、感觉、皮肤色泽、足背动脉搏动情况等。

2.体位与活动：术后取平卧位，麻醉清醒、血压平稳后鼓励患者尽早活动，每2h

翻身1次。抬高患肢15°～20°，保持患肢于外展30°中立位。两大腿之间可放置软枕，穿"丁"字鞋，以防止患肢外旋、内收。

3.饮食与营养：术后4h内禁食禁水，4h后若无恶心、呕吐、腹胀等不适可根据医嘱饮少量温开水，如无不适，可遵医嘱进食流质饮食，胃肠蠕动恢复后逐渐过渡到普通饮食。嘱进食富含高蛋白、高纤维的食物。

4.呼吸道管理

（1）氧气吸入，根据病情选择吸氧方式及吸氧流量。

（2）鼓励并协助患者做腹式深呼吸及有效咳嗽咳痰，保持呼吸道通畅。

（3）必要时进行雾化吸入：调节氧流量6～8L/min。指导患者做均匀深呼吸，用口吸气、鼻呼气；吸入时间15～30min。注意观察患者情况，如有异常及时通知医生。

5.切口及引流管护理

（1）密切观察刀口敷料情况，如有渗血、渗液及时通知医生更换敷料。

（2）放置引流管的患者需观察引流液颜色、质量、性质并准确记录，如引流量＞200mL/h应立即通知主管医生。妥善固定引流管，保持引流通畅，避免管路弯折、扭曲。

6.疼痛管理：有效控制疼痛，可预防性应用镇痛药物。作好疼痛评估，疼痛评估≥4分者，及时通知医生，遵医嘱给予镇痛药物，注意观察镇痛效果。保证足够的睡眠。

7.心理护理：护士要关心体贴患者，帮助患者正确认识疾病及预后，给予心理上的支持，以增强战胜疾病的信心。

8.翻身时患肢护理

（1）向术侧翻身：术侧髋关节保持外展中立位，身后可垫软枕。

（2）向健侧翻身：健肢弯曲，患肢也可稍屈，角度不宜过大，屈髋不要超过30°，两腿之间必须垫软枕，以防止关节脱位。

9.患肢的观察：观察患肢是否肿胀，感觉、运动、皮温、血运、足背动脉搏动有无异常。观察患肢长度变化，防止关节脱位。

10.用药护理：术后常规应用抗凝药物，预防下肢深静脉血栓，注意观察有无出血倾向。

（三）功能锻炼

1.手术当日：患者麻醉清醒后即可进行股四头肌收缩放松练习和踝泵运动。

（1）踝泵运动：踝泵运动分为踝关节跖屈、背伸运动和踝关节旋转运动。①踝关节跖屈、背伸和踝关节旋转运动练习：患者平卧于床上，双腿伸展，放松。②踝关节跖屈运动：最大限度脚尖朝下，保持3~5s。③踝关节背伸运动：最大限度使脚尖朝向自己，保持3~5s。④踝关节旋转运动：以踝关节为中心，脚趾做360°旋转，尽量保持动作幅度最大，向内、向外各环绕一圈，用时约10s。

（2）股四头肌等长收缩练习：患者平卧在床上，双腿自然伸直，反复进行双下肢大腿肌肉收缩5s、再放松2s的活动。每天收缩，放松次数共6组，每组50次，共300次。反复练习，可加强股四头肌的力量。

2.术后第1~3d

（1）卧位屈髋、屈膝练习：保持屈髋<70°。患者取仰卧位，将患侧足贴在床面上，滑动屈膝，使足跟向臀部靠拢，在此位置保持5~10s，重复多次，直到腿部感到疲劳为止，每日3次。反复练习，注意不要使膝关节向两侧摆动。

（2）直腿抬高练习：患者平卧于床上，伸直双腿并抬高至离床面20cm左右的高度，维持5~10s，再将腿缓缓放平，双腿交替进行，如患肢不能自行抬离床面，可用健肢放于患肢小腿处辅助抬起患肢。

（3）抬臀练习：仰卧，双腿膝部弯曲，双足底贴于床面，绷紧腹部及臀部肌肉，使臀部及髋部抬离床面，保持5~10s，每组10次，每日3次。

（4）髋部外展练习：仰卧，将患髋关节轻外展20°~30°，扬起脚尖，膝部正直，保持5~10s，将腿收回，与另一条腿平行，每组10次，每日3次。

3.术后4~14d

（1）站立抬腿练习：双手握住扶手抬起患侧下肢，注意髋关节屈曲角度不超过90°。

（2）站立后伸和外展练习：上身直立，患肢慢慢后伸，抬头挺胸，拉伸髋关节囊和屈髋肌群；下肢伸直向外抬起慢慢回收，拉伸髋关节内收外展肌。

（3）站立及行走训练：应用双拐，训练患肢的负重和站立本体感觉。双手握紧双拐，身体重心略前移，移动时先患侧后健侧。

4.术后第3~8周：术后第3周患肢负重为体重25%，第4周为50%；第6周75%；

第8周100％负重。大粗隆截骨或植骨患者，用双拐8~12周，逐渐负重。

（四）并发症护理

1.髋关节脱位：前脱位时表现为患肢外展、外旋、屈曲畸形，比健肢稍长；后脱位时表现为内收、内旋、短缩畸形。术后观察有无髋部疼痛与活动受限，观察双下肢是否等长；避免患肢过度内收外旋，穿"丁"字鞋，保持外展中立位；指导患者正确翻身，勿弯腰拾物。

2.假体周围感染：常有持续疼痛和静止痛，可存在表浅伤口感染或窦道形成。术后遵医嘱应用抗生素，注意体温变化，保持切口清洁干燥，观察引流液的性质、颜色及量，发现异常及时通知医生处理。

3.神经损伤：坐骨神经是全髋关节置换术中最易损伤的外周神经，损伤后常表现为患侧膝关节无法屈曲、踝关节与足趾运动功能丧失、足下垂、小腿后外侧与足部感觉丧失等，术后密切观察患肢的感觉、运动情况，发现异常及时通知医生处理。

4.假体周围骨折：表现为关节周围疼痛，关节活动受限，影像学检查可明确诊断。术后应积极行抗骨质疏松治疗，避免髋关节过早负重。

5.深静脉血栓形成：在髋关节置换术后的发生率较高，多发生于下肢静脉，严重者合并肺栓塞死亡。临床表现为下肢疼痛、肿胀、静脉扩张、腓肠肌压痛，静脉超声有助于其诊断。术后抬高患肢，观察患肢有无肿胀；指导患者进行踝泵运动或遵医嘱给予充气治疗仪治疗；保持引流管通畅；应用低分子肝素或速碧林皮下注射，注意观察有无出血倾向。

【健康教育】

1.控制体重，避免过度负荷，预防跌倒。

2.告知患者出院后继续服用抗血栓药物治疗，观察有无出血倾向。

3.嘱患者及周围人员戒烟限酒。

4.日常生活指导

（1）术后6周内屈髋角度小于90°，避免过度负重，不弯腰捡东西，不坐低于45cm的椅子或松软的沙发，坐下后膝关节应低于髋关节，注意患肢不做盘腿、翘"二郎腿"动作。

（2）上下楼梯：不要穿拖鞋，扶好扶手或拐杖，上楼时健肢先上，下楼时患肢先下，避免跌倒。

（3）上下床：上床时健肢先上，患肢后上；下床时健肢先下，患肢后下。上、下床均需健肢支撑。

（4）上下车：上车时，健肢先上，臀部先坐在车上，患肢避免过度屈曲，慢慢挪进车里。下车时健侧先下，健肢落地后踩稳，臀部离开座位，慢慢挪出车外。

（5）大小便时使用坐便器，使用时患肢前移，健肢负重下蹲，避免身体前倾。

（6）穿衣服：穿裤子时应先患侧后健侧；穿袜子时应伸髋屈膝，应穿无鞋带的鞋。

（7）避免重体力劳动，避免跑步、登山、跳舞等有损于人工关节的活动。

5.随访：术后3个月、6个月来院拍片复查，根据人工关节稳定情况确定弃拐时间，一般术后3个月可弃拐行走。大粗隆截骨或植骨患者，用双拐8～12周，逐渐负重。如有异常应立即就诊。

第四节　姆外翻患者护理与健康教育

【概述】

姆外翻（Hallux Valgus），俗称"大脚骨"，是一种常见的足部畸形。姆趾近节趾骨和第一跖骨的关节外翻倾斜超过15°。好发于女性，多与遗传及穿鞋不适有关，多呈对称性。初期无症状，随年龄增长，足姆外翻畸形逐渐加重，以致行走时疼痛，功能受到影响。

【护理】

执行骨外科疾病患者一般护理。

（一）术前护理

1.休息与活动：适当减少活动，增加休息时间，保证睡眠，增强机体抵抗力。

2.饮食与营养：指导患者进食高蛋白质（如鸡蛋、鱼、瘦肉和奶制品）和含碳水化合物的饮食，摄入目标能量为25～30kcal/（kg·d）和蛋白质量为1.5g/（kg·d）。糖尿病、高血压患者应合理饮食，控制血糖、血压水平。

3.术前准备

（1）完善术前检查：做好影像学及实验室检查。

（2）皮肤准备：术前3d温水足浴，预防感染。如有足癣，治愈后再手术。

（3）指导患者练习腹式深呼吸及有效咳嗽，练习床上翻身、踝泵运动。

4.心理护理：针对患者焦虑、紧张心理，讲解手术过程，分享成功病例，介绍康复计划，提高患者信心，预防并发症。

（二）术后护理

1.病情观察：妥善安置患者，密切观察患者生命体征变化。

2.体位与活动：取舒适卧位。使用下肢垫抬高患肢，略高于心脏水平以利静脉回流，减轻肢体肿胀。健侧肢体术后早期可做踝泵运动，预防下肢静脉血栓发生。

3.饮食与营养：进食高蛋白、高热量、高纤维素食物。嘱患者多饮水，每日约摄入2000mL，有助于加速药物代谢。合并有糖尿病、高血压的患者，指导给予糖尿病、低盐低脂饮食。

4.呼吸道管理：术后6h可给予半卧位，鼓励患者做腹式呼吸和有效咳嗽，预防肺部并发症。

5.切口及引流管护理：患者术后切口会有少量渗血，密切观察渗血的颜色、性质和量。保持局部敷料清洁干燥，防止切口感染。如带有引流管应妥善固定。

6.疼痛管理：评估疼痛原因、部位及程度，让患者了解并参与到疼痛管理中，优化镇痛模式，采取预防性、多模式镇痛方案。观察镇痛药物作用及不良反应。

7.心理护理：给予个体化心理疏导，维持患者治疗最佳身心状况。

8.功能锻炼：根据手术方式，制订功能锻炼计划。

（1）行跖骨远端截骨手术患者，手术当日进行踝关节主动和被动活动。术后24h可穿踇外翻矫形鞋（后足负重鞋）下地。行走时应以足跟负重为主。

（2）行跖骨干、近端截骨手术患者，术后需使用石膏固定6~8周，拆除石膏后穿踇外翻矫形鞋（后足负重鞋）下地行走。

9.观察患足血运：观察足趾的血液循环、足背动脉搏动、感觉运动等。

（三）并发症护理

1.血管损伤：观察患肢渗血性质和量，如术中止血不完全，导致术后渗血较多。若持续渗血应及时报告医生进行处理。

2.神经损伤：观察患肢足趾的活动、感觉、皮温及血运情况。

3.感染：保持切口敷料干净清洁，遵医嘱使用抗生素，防止感染。注意观察术后切口皮肤有无红、肿、热、痛等感染迹象，体温、血象是否正常。

【健康教育】

1.加强卫生科普知识宣传，提倡穿平底、宽头、鞋帮较松软的鞋。

2.加强足部保健，鼓励温水泡脚及足部按摩，配合足趾关节牵拉和屈曲跖趾关节训练，或者借助矫形器材做功能锻炼。

3.足部矫形垫应松软、合脚，可挑选不同规格和尺寸的工形隔垫。

4.出院指导

（1）定期复查，拍X片了解术后愈合情况。

（2）指导患肢功能锻炼，活动量循序渐进，以不感觉疲劳为宜。

（3）适当增加户外活动，避免长期卧床休息。

（4）术后14d左右拆线，6~8周穿宽松平底鞋行走。

（5）营养均衡、减轻体重，以减轻关节负重，逐渐恢复负重行走。

第五节　断肢（指）再植患者护理与健康教育

【概述】

断肢（指）再植术（Replantation of Amputated Limb or Digital）是指把完全或不完全离断的肢（指）体通过显微外科技术重新吻合血管神经接回原位，恢复其外形和功能的高精细手术。它是一种综合性的创伤外科手术，不仅需要将离断的血管重新吻合，恢复肢（指）体的血液循环，而且需要彻底清创和完成骨骼、神经、肌腱及皮肤的修复手术。

【护理】

执行骨外科疾病患者一般护理。

（一）术前护理

1.休息与活动：协助患者卧床休息，抬高患肢并制动。

2.饮食与营养：详细询问患者最后一次进食进水时间及量，告知患者全麻手术术前需禁食禁水6h以上。

3.术前准备

（1）评估生命体征：观察有无休克、急性肾衰竭等并发症的发生，必要时建立两条静脉通路，及时补充血容量，维持生命体征稳定。有呼吸困难者给予氧气吸入。

（2）妥善处理伤口：评估伤情，正确保存离断肢（指）体，妥善处理断端。

（3）完善术前检查：急查血常规、凝血系列、心电图，必要时给予交叉配血试验。病情严重患者，开通急诊绿色通道。

（4）显微外科监护室环境物品准备：①监护室配有经验丰富的专业护理团队，实施集中管理。②维持室温25℃左右，湿度40％～50％。③配有中央空调、空气净化机，优化室内空气。④备好麻醉床、多功能监护仪、烤灯、输液泵、氧气、急救物品及药品等。

4.心理护理：受伤者多为青壮年男性，是家庭收入主要来源者，意外受伤，易出现紧张、焦虑等心理状态，要为患者介绍成功案例，进行个体化心理疏导。

（二）术后护理

1.病情观察

（1）生命体征监测：术后早期，注意保暖。应密切监测生命体征，15～30min测量一次，稳定后每小时监测一次。了解手术过程、术中出入量，观察术后尿量、引流量及切口渗出量，根据心率、血压、末梢循环情况判断血容量是否充足，必要时监测中心静脉压。

（2）患肢（指）血循环监测

①观察要求：患肢（指）处覆盖纱布垫，在烤灯下观察，以确保光源的同质性。

②观察指标：a.皮肤颜色：正常为再植体颜色红润或与健侧皮肤颜色一致。b.组织张力：用示指指腹轻压再植体表面，感受局部肿胀程度，观察皮肤纹理是否消失，是否有张力性水疱出现，正常为张力适中、弹性好，或轻微肿胀。c.毛细血管反应时间：使用无菌棉签轻压再植体局部皮肤，解除压力后，皮肤毛细血管迅速充盈。正常充盈时间为1～2s，是鉴别血管栓塞与痉挛的重要指标。d.皮肤温度：用手指背侧轻触再植体，感觉皮肤温度。正常为33℃～35℃。与健侧温差在2℃以内，现已不作为血运监测的主要指标。e.针刺或小刀口放血试验：是最可靠指标，正常为出血活跃，颜色鲜红，因是有创操作，不建议常用，需经主管医生指导后方可进行，小刀口放血试验中切口不宜过大，一般深约2～3mm，长约2～3mm。

③观察频率：术后前3d，尤其是24h内，最易发生血管危象。应密切观察断肢（指）血运变化。术后24h内，每30min观察1次血运；术后1～7d，每小时观察1次血运；7d以后，按照护理级别观察血运。对于发生血管危象患者，重点关注并增加观察

频率。夜间是血管危象的高发时段，应加强巡视。早期发现血管危象，及时通知医生处理。

2.体位与活动：根据麻醉方式，取适当卧位。使用肢体垫，抬高患肢，略高于心脏水平，以促进静脉和淋巴回流，减轻肢（指）体肿胀。禁止患侧卧位，防止患肢受压。术后一般卧床7~10d，如果血管条件较好，经主管医生评估后可适当缩短卧床时间。

3.饮食与营养：成人患者术后如神志清醒，生命体征平稳，无恶心头晕呕吐等症状，术后2h可给予少量饮水20~30mL，如无呛咳反应，循序渐进增加饮水量。4h后可进食小米粥、鸡蛋羹等流质食物。次日，逐渐改为普通饮食，给予高蛋白、高热量、高维生素、高纤维素易消化饮食，禁食辛辣及油腻食物。小儿一般术后6h可少量进水，护士作好指导和观察。

4.呼吸道管理：保持呼吸道通畅，指导腹式呼吸、有效咳嗽，协助翻身、叩背，预防坠积性肺炎等并发症。

5.切口及引流管护理：观察切口出血情况，如使用抗凝药物，注意有无渗血增多现象。如带有引流管应当二次固定，防止意外脱管。注意观察引流是否通畅，引流液的性质、颜色及引流量，勿牵拉、压迫、折叠引流管。

6.疼痛管理

（1）选择合适的疼痛评估工具，常用的包括：数字等级评定量表（NRS）、视觉模拟评分法（VAS）、语言等级评定量表（VRS）、Wong-Baker面部表情量表，应根据患者实际情况，进行综合评估。

（2）重视疼痛宣教，给患者介绍可能发生的疼痛和对疼痛采取的预防措施，纠正患者对疼痛错误的认知，增强患者主动镇痛意识。

（3）优化疼痛管理模式，采取预防性镇痛、多模式镇痛、个体化镇痛相结合的方式。

（4）重视非药物镇痛，主要措施包括：冷疗、热疗、抬高患肢、心理治疗及中医疗法等。

（5）药物镇痛是疼痛治疗中最常用的方法，常用的药物主要包括非甾体抗炎药、阿片类药物、辅助用药（抗惊厥药、镇静催眠药）等。注意观察用药效果及不良反应，如出现不良反应，需要及时处理。

（6）术后疼痛通常持续3~7d。中重度疼痛（NRS评分≥4分），可能诱发血管痉挛，术后应及时给予有效镇痛。

7.心理护理：由于意外伤害，患者的心理受到极大的冲击，患者容易出现焦虑、抑郁、易激惹等心理问题，护理人员应细心观察患者有无反常语言及行为，及时进行心理疏导，必要时通知医生进行药物干预。

8.功能锻炼

（1）早期康复：术后2~4周。再植肢（指）体基本成活，主要促进血液淋巴循环，加速消肿。患肢抬高，石膏固定4周，可活动的关节进行屈伸运动，并辅助物理疗法。

（2）中期康复：术后4~6周。骨骼和肌腱已有初步的连接。为无负荷功能恢复期，重点预防关节僵硬和肌肉、肌腱粘连或肌肉萎缩。练习患肢（指）屈伸、握拳等动作。

（3）后期康复：术后6~8周。6周左右拔出克氏针，在康复师指导下进行患指指间关节和掌指关节的被动运动，患肢进行抓、捏、握拳等活动，逐渐增强患肢（指）的肌力。

（4）功能重建：经过3~6个月康复治疗，多数患者已回归社会，功能欠佳者需行功能重建。

9.药物护理：术后常规应用抗凝、抗痉挛、抗感染等药物治疗。密切观察药物副作用及不良反应。

（1）应用肝素、低分子肝素注射液等抗凝药物时，注意观察敷料渗血量、引流量、尿液颜色，有无皮下出血、鼻衄、牙龈出血、月经量增多（女性）等现象。定期检测活化部分凝血活酶时间（APTT）值，术后维持在正常值的1.5倍左右，一般维持在40~60s，根据APTT值调整用量。

（2）应用罂粟碱抗痉挛药物时，注意有无恶心、呕吐等症状；为避免局部注射引起硬结，选择5mL空针进行深部注射、左右臀部或上臂交替注射、注射完毕按压至少3~5min，不出血为止。静脉滴注时宜缓慢，一般20~30min。

10.仪器使用

（1）烤灯的应用：患肢持续烤灯照射（40~60W）7~10d，保持灯距在30~50cm，有助于促进血液循环、减轻疼痛。嘱患者勿随意调节灯距，防止烫伤或无效照射。

（2）输液泵的应用：术后常规使用肝素抗凝，维持仪器性能良好，注意观察流速与滴速是否相符。

（三）并发症护理

1.动脉痉挛：多发生于术后1～3 d。

（1）常见原因：血容量不足、寒冷、疼痛、感染、吸烟、精神紧张或情绪低落、哭闹、机械刺激、药物作用、便秘等。

（2）临床表现：再植肢（指）体颜色苍白或呈浅灰色、皮温下降、张力低、毛细血管充盈时间延长或消失、针刺或小刀口切开不出血或仅有少量淡红色血液流出，多普勒检查无血流声。

（3）处理方法：根据原因进行相应处理，如补充血容量、注意局部保暖、应用镇痛药物及抗生素、创建无烟环境、个体化心理疏导、护理操作轻柔、嘱患者保持大便通畅等。一般处理后动脉痉挛可缓解。如无改善，应积极进行手术探查。

2.动脉栓塞：术后24 h内为多发。

（1）常见原因：血管清创不彻底、血管吻合质量欠佳或吻合口张力过大、血肿压迫、局部感染或长时间痉挛等。

（2）临床表现：与动脉痉挛相同。

（3）处理方法：手术探查。

3.静脉栓塞

（1）常见原因：吻合口质量差、静脉损伤处清创不彻底、吻合皮肤过紧引起压迫。

（2）临床表现：皮肤颜色由红润变为紫红或暗红，皮肤温度下降，毛细血管充盈时间由过速而逐渐消失，组织张力明显增高，肿胀有水泡，创缘出血呈暗红色，指端侧方切开或针刺流出暗红色血液。

（3）处理方法：局部换药、小刀口放血、手术探查。

4.血管吻合口破裂出血：是断肢（指）再植术后一种严重的并发症，轻则导致肢体坏死，重则危及生命。应根据出血情况，应用自动气压止血带，成人一般上肢压力选择25～35 kPa，下肢35～40 kPa。必要时手术探查。

（1）常见原因：血管质量或吻合质量差、感染、使用抗凝药物不当等。

（2）观察与护理：肢体妥善固定，严格制动；了解手术中血管修复吻合情况，注意观察负压稳定性及伤口有无感染；作好急救准备，正确行止血处理。

5.血容量不足：创伤时过度失血、长时间手术、再灌注及术后创面渗血等原因，均可导致血容量不足而发生失血性休克。因此要密切观察患者血压、脉搏，及时补充红细胞及血浆，收缩压维持在100mmHg（13.3kPa）以上。

6.急性肾功能不全：是断肢再植最严重的并发症，多由肾缺血和肾毒素两种因素综合而引起。早期临床表现是：呕吐、呃逆、腹胀、烦躁不安等，特别要注意尿量、尿常规及生化常规检查的变化。如生命体征不稳定，已发生急性肾功能不全，为抢救患者生命，必要时行截肢术。

【健康教育】

1.强调戒烟及无烟环境重要性，因尼古丁易引起血管痉挛，切忌主动或被动吸烟。

2.告知患者患肢需抬高，略高于心脏水平，下床活动要循序渐进。

3.告知患者烤灯使用的注意事项。患肢注意保暖，通风时不要直吹患肢（指）。

4.增强自我保护意识。肢体感觉恢复需一定时间，在此期间保护患肢，防止冻、烫伤。

5.使用抗凝药期间，如出现鼻出血、牙龈出血、月经量增多等现象，应及时通知医生。

6.出院指导

（1）3个月内严禁主动及被动吸烟。

（2）术后14d左右拆线，4~6周去除石膏，拍X片，若骨质愈合良好可拔除克氏针。

（3）指导患者掌握再植肢体的自我观察及居家护理的方法，定时复查，如有不适及时就诊。

（4）详细介绍出院带药的作用、副作用及使用方法，适当多饮水，以利代谢。

（5）在医生指导下进行再植肢体功能锻炼，防止肌肉萎缩和关节僵硬等。

第六节　截肢患者护理与健康教育

【概述】

截肢（Amputation）是将病变的肢体从骨骼部位截除，以挽救或延长患者生命，或为安装假肢、改善肢体功能，所采取的一种治疗手段。

【护理】

执行骨外科疾病患者一般护理。

（一）术前护理

1.休息与活动：指导患者活动，对骨质破坏严重者，避免患肢负重，预防发生病理性骨折。卧床患者变动体位时，动作要轻。

2.饮食与营养：评估患者营养状况，根据病情指导患者进食高蛋白、高热量、高维生素、高纤维饮食。

3.术前准备

（1）手术前一日准备：①皮肤准备：遵医嘱备皮，做好个人卫生处置。②术前做好交叉配血试验：严格落实"三查八对"制度。③药物过敏试验：皮试阳性者做好标识。④禁饮食：全麻手术前6h禁食，2h禁饮。⑤术前指导：指导患者深呼吸、有效咳嗽等训练，指导下肢手术患者进行健侧肢体力量训练、床上翻身和大小便。⑥行半骨盆截肢患者需进行肠道准备：术前一日流质饮食，口服缓泻剂，术前一日当晚或术日清晨清洁灌肠。⑦保证睡眠：超前镇痛，缓解紧张情绪，保证患者良好睡眠。

（2）术日准备：①监测生命体征并记录；取下假牙、眼镜、饰品、手表及贵重物品交给家属。②准备术中用物、术中带药、影像学资料、病历等。③遵医嘱术前用药，留置尿管。④再次检查术前各项准备工作落实情况，查看手术部位标识，填写手术交接单，与手术室做好各项交接工作。⑤手术日床旁备好止血带、沙袋、中单，以备术后残端止血与制动。

4.心理护理：加强与患者的沟通，讲解截肢的必要性，消除负性情绪，增强患者战胜疾病的信心。

5.疼痛管理：评估患者疼痛的部位、性质、疼痛的时间、程度等。

（1）非药物镇痛：疼痛较轻者可采用放松疗法、转移注意力等方法。

（2）药物镇痛：疼痛严重者，遵医嘱应用镇痛药物，观察用药后反应及效果。

（二）术后护理

1.病情观察：监测生命体征，了解手术方式、术中出血、输血等情况，密切观察患者生命体征及神志等变化。

2.体位：术后24～48h整体抬高患肢，避免关节屈曲，预防肢体肿胀。下肢截肢者，每3～4h俯卧20～30min，并将残肢以枕头支托、压迫向下。仰卧位时，不可外展患肢或在膝关节下垫枕头，以免造成膝关节的屈曲挛缩。

3.饮食与营养：麻醉清醒后即可给予患者温开水5～10mL湿润口腔，逐渐增加到20～50mL/次，4h后可给予米汤，无恶心呕吐可逐渐进食半流质饮食，次日可进普通饮食。半骨盆截肢患者术后5d内禁食，可少量饮水，5d后可进食流质饮食，逐渐过渡到普通饮食。关注患者摄入及排泄情况，鼓励患者进食高蛋白、高维生素、易消化的食物，忌辛辣、油炸及甜食，避免腹胀。

4.幻肢痛（Phantom Limb Pain）：绝大多数截肢患者在术后相当长的一段时间内感到已切除的肢体仍然有疼痛或其他异常感觉，称为幻肢痛。缓解幻肢痛的方法如下。

（1）心理护理：护士应在术前做好解释工作，使其有充分的心理准备，应用放松疗法、心理疏导等心理治疗手段，指导患者自我训练调节心理平衡，逐渐消除幻肢感。

（2）药物治疗：必要时适当给予镇痛药物，观察用药后反应及效果。

（3）手术治疗：截肢残端神经阻滞术、残端探查术或脊髓神经止痛术可有效缓解患肢痛。

（4）其他：对于幻肢痛持续时间长者，可轻叩残端，进行残端按摩，或用理疗、封闭疗法等方法消除幻肢痛。

5.残肢窦道或溃疡：早期加强残端护理，促进局部血液循环，并注意残端皮肤的摩擦、拍打，提高皮肤的耐磨耐压性；加强换药频率，必要时使用抗生素；慢性不愈的窦道应采取手术治疗。

6.关节挛缩：垫枕抬高患肢不可超过2d，及时使残肢维持在伸展位；坐、躺时不要让残肢垂下床沿，避免长时间处于屈膝位。

【健康教育】

1.根据患者情况制订康复锻炼计划，指导患者继续康复锻炼。

2.指导患者家中自我护理的方法，如感染征象的监测，残肢护理等。

3.指导患者积极参加室外运动，参与各项社会活动，帮助患者尽快适应手术后的生活变化。

4.定期复查，病情变化时随时就诊。

5.切口及引流管护理：注意观察肢体残端渗血情况，切口引流液的性质和引流量。对于渗血较多者，可用棉垫加弹力绷带加压包扎；若出血量较大，血压急剧下降，脉搏细弱，应警惕残端血管破裂或血管结扎线脱落，须立即沙袋压迫术区，并通知医生进行处理。半骨盆截肢患者因切口靠近会阴部、肛门，注意避免大小便污染，保持敷料处清洁干燥。

6.疼痛管理：正确评估，采取多模式镇痛方式，指导患者自我调节心理状态，应用放松疗法等心理治疗手段逐渐消除幻肢感。

7.心理护理：评估患者心理状态，对患者进行心理支持，使其能够积极配合治疗。

8.功能锻炼

（1）卧床期间患肢制动，并逐渐进行残肢肌肉收缩练习，避免长时间将关节维持于同一位置，防止发生关节屈曲挛缩，积极进行残肢临近关节的功能锻炼。如病情允许，上肢截肢患者，术后1~2d可下地活动；下肢截肢患者，术后2~3d即可练习床上坐起。

（2）下床活动：根据术式遵医嘱指导患者扶双拐或在助行器协助下下床活动，主要练习平衡站立、屈膝平衡及单足跳运动。首次下地时做好宣教及防护，防止跌倒。活动时间与行走距离应逐渐延长。如患者惧怕疼痛，可在锻炼前30min遵医嘱给予镇痛药。

（3）术后2周切口愈合拆线后，要每日数次用弹力绷带包扎患肢残端，经常用手拍打、按摩或由软到硬踩蹬残端，以促进残端软组织收缩，减少残端的敏感性，为日后安装假肢做好准备。

第七节　游离皮瓣移植患者护理与健康教育

【概述】

游离皮瓣移植术（Free Flap Transplant）是指将带有血供的皮肤及皮下组织的皮瓣转移到另一部位，通过吻合血管重新建立血供，达到修复创面、整复畸形和缺损的目的。它对帮助受伤外形和生理功能的恢复以及提高患者生活质量都有积极的作用。

【护理】

执行骨外科疾病患者一般护理常规。

（一）术前护理

1.休息与活动：注意休息，保证充足睡眠，适当活动，增强机体抵抗力。

2.饮食与营养：指导患者进食高蛋白质（如鸡蛋、鱼、瘦肉和奶制品）和含碳水化合物的饮食，摄入目标能量为$25\sim30$kcal/（kg·d）和蛋白质量为1.5g/（kg·d）。糖尿病、高血压患者应合理饮食，控制血糖、血压水平。

3.术前准备

（1）病情评估：①了解患者既往史及特殊用药史，筛查患者的基础疾病，评估心肺功能，控制血压、血糖。②对患者进行压力性损伤、跌倒、深静脉血栓、疼痛、生活自理能力、非计划拔管、营养等风险评估，对高风险患者采取相应护理措施。

（2）皮肤准备：①了解受区肉芽组织生长情况。②检查供区皮肤有无溃疡、皮癣、瘢痕，清洁皮肤、修剪指（趾）指甲。③协助医生使用多普勒超声检测血管位置及走向并做好标记。④不可在供区和受区肢体抽血、输液，以防术后血栓形成。

（3）指导患者练习腹式深呼吸及有效咳嗽，练习床上翻身、踝泵运动。

（4）显微外科监护室准备：同断肢（指）再植术要求。此外，配备气垫床、负压封闭装置等物品。

4.心理护理：患者术前易出现紧张、焦虑等心理状态。要充分了解患者心理活动，进行个体化心理疏导，必要时应用镇静药物，确保患者睡眠质量。

（二）术后护理

1.病情观察

（1）生命体征监测：根据心率、血压、尿量、末梢循环等指标判断血容量是否充足。心率快、低血压是术后血容量不足的常见症状，应及时补足血容量，成人术后收缩压一般维持在100mmHg（13.3kPa）以上。全麻术后复温尤为重要，需采取相应的保暖措施，防止发生寒战、烫伤等。老年人需要关注有无谵妄等精神症状。

（2）密切观察皮瓣血运：血运观察方法同断肢（指）再植术，侧重观察皮瓣边缘的血运变化。皮瓣张力判断参考触摸大鱼际肌肉张力评估，右手大拇指轻点示指时大鱼际肌张力的大小视为1度肿胀；右手大拇指轻点中指时大鱼际肌张力的大小视为2度肿胀；右手大拇指轻点环指时大鱼际肌张力的大小视为3度肿胀；右手大拇指轻点小指时大鱼际肌张力的大小视为4度肿胀。1度正常，2度需加强观察，3度或4度需报告医生。

2.体位与活动

（1）取平卧位，使用肢体垫抬高患肢，略高于心脏水平，有利于静脉回流，减轻组织肿胀。患肢制动，关节保持功能位。禁止患侧卧位，防止皮瓣受压。

（2）术后需要绝对卧床7~10d，使用气垫床，定时翻身叩背，预防压力性损伤，指导患者做踝泵运动，加强夜间巡视，避免皮瓣受压。

3.饮食与营养：术后补充高蛋白、高热量、高纤维素食物，选择清淡易消化、优质蛋白为主的食物，如：牛奶、鸡蛋、瘦肉、鱼虾等，多吃新鲜的蔬菜水果，补充维生素，防止便秘。

4.呼吸道管理：保持呼吸道通畅，指导腹式呼吸、有效咳嗽，协助患者翻身、叩背，预防坠积性肺炎等并发症。

5.切口及引流管护理

（1）术后密切观察有无渗血渗液、肿胀、疼痛、麻木等症状。

（2）供区植皮后如果使用VSD（负压封闭引流），根据医嘱调节负压值。观察VSD敷料是否塌陷、管型是否存在、引流管是否通畅、敷料是否漏气、严密观察引流液颜色、性质及量。如果打包加压，注意纱布包周边有无渗血及脓性渗出，一般一周左右拆除纱布包，观察植皮效果。

（3）切口引流管切勿牵拉、压迫、折叠，应当二次固定，防止意外脱管。

6.疼痛管理：通常供区、受区伤口分别位于身体两侧，在协助患者翻身时要动作轻柔，避免触碰伤口及牵拉痛，及时询问患者感受。其余同断肢（指）再植术护理常规。

7.心理护理：患者的心理状态将影响治疗效果，警惕出现谵妄或抑郁症状，护理人员应细心观察患者有无反常语言及行为，及时进行心理疏导，必要时通知医生进行药物干预。

8.功能锻炼

（1）皮瓣血运良好，患者可在医护人员的指导下进行早期康复活动，以促进周围血液循环，减轻肿胀；防止肌肉萎缩、关节僵硬、肌腱粘连等并发症。

（2）向患者说明早期功能锻炼的必要性。根据皮瓣位置进行个体化的功能康复指导。

（三）并发症护理

血管危象常见类型：动脉痉挛、动脉栓塞、静脉栓塞、血管吻合口破裂出血等。详见断肢（指）再植患者护理常规。

【健康教育】

1.吸烟的患者，术前1周戒烟，避免主动或者被动吸烟。

2.向患者强调术后体位的重要性，绝对卧床7～10d，保证皮瓣的血液供应。

3.皮瓣移植术后，皮瓣颜色、外形、厚薄程度同健侧均有差异，指导患者逐渐适应。

4.皮瓣感觉未恢复前，注意保护皮瓣，防止烫伤或者冻伤。

5.出院指导

（1）术后14d左右拆线。禁烟禁酒3个月，避免切口沾水，防止感染。

（2）皮瓣神经恢复时间较长，对冷热刺激不敏感，需加强保护。

（3）制订可行的康复训练计划，向患者强调坚持功能训练的重要性。

（4）皮瓣多较臃肿，如影响美观或行走，半年后可行二期皮瓣修整术。

（5）定期门诊复查，评估皮瓣功能恢复情况。

第八节　股骨头缺血性坏死患者护理与健康教育

【概述】

股骨头缺血性坏死（Avascular Necrosis of the Femoral Head，ANFH）又称股骨头无菌性坏死，是由于多种原因导致的股骨头局部血运不良，从而引起骨细胞进一步缺血、坏死、骨小梁断裂、股骨头塌陷的一种病变。可发生于任何年龄，以31～60岁最多，开始多表现为髋关节或其周围关节的隐痛、钝痛，活动后加重，进一步发展可导致髋关节的功能障碍。

【护理】

执行骨外科疾病患者一般护理常规。

（一）术前护理

1.休息与活动：保证患者休息，保持情绪稳定，规律生活作息，如睡眠较差，可遵医嘱服用助眠药物。

2.饮食与营养：宜进食营养丰富易消化的食物，避免辛辣生冷刺激性食物，避免暴饮暴食。评估有营养风险的患者可遵医嘱口服营养制剂加强营养，改善其营养状况，增强机体抵抗力。

3.术前准备

（1）康复指导：指导患者练习股四头肌的舒缩运动，练习踝泵运动防止肌肉萎缩，保持正常肌力。

（2）皮肤准备：术前一天备皮，术前晚及术日晨用碘伏消毒手术区域，如发现患者有疖、痈、足癣、静脉曲张、灰指甲等，通知医生处理。

（3）术前用药：术前30min合理应用抗生素防止术后感染。

4.心理护理：做好心理疏导，缓解患者紧张情绪。

（二）术后护理

1.病情观察：严密监测生命体征变化，每小时记录生命体征。观察患肢是否肿胀，感觉、运动、皮温、血运、足背动脉搏动有无异常。观察患肢长度变化，防止关节脱位。

2.体位与活动：术后取平卧位，麻醉清醒、血压平稳后鼓励患者尽早活动，每2h翻身一次。抬高患肢15°~20°，保持患肢于外展30°中立位。两大腿之间可放置软枕，穿"丁"字鞋，以防止患肢外旋、内收。

（1）向术侧翻身：术侧髋关节保持外展中立位，身后可垫软枕。

（2）向健侧翻身：健肢弯曲，患肢也可稍屈，角度不宜过大，屈髋不要超过30°，两腿之间必须垫软枕，以防止关节脱位。

3.饮食与营养：术后4h内饮少量温开水，若无恶心、呕吐、腹胀等不适可遵医嘱进食流质饮食，胃肠蠕动恢复后逐渐过渡到普通饮食。嘱进食富含高蛋白、粗纤维的食物。

4.呼吸道管理

（1）氧气吸入，根据病情选择吸氧方式及吸氧流量。

（2）鼓励并协助患者腹式深呼吸及有效咳嗽咳痰，保持呼吸道通畅。

（3）必要时进行雾化吸入：调节氧流量6~8L/min。指导患者做均匀深呼吸，用口吸气、鼻呼气；吸入时间15~30min。注意观察患者情况，如有异常及时通知医生。

5.切口及引流管护理

（1）密切观察刀口敷料情况，如有渗血、渗液及时通知医生更换敷料。

（2）放置引流管的患者需观察引流液颜色、质量、性质并准确记录，如引流量>200mL/h应立即通知主管医生。妥善固定引流管，保持引流通畅，避免管路打折、扭曲。

6.疼痛管理：有效控制疼痛，可预防性应用镇痛药物。作好疼痛评估，疼痛评估≥4分者，及时通知医生，遵医嘱给予镇痛药物，注意观察镇痛效果，保证足够的睡眠。

7.心理护理：护士要关心体贴患者，帮助患者正确认识疾病及预后，给予心理上的支持，以增强患者战胜疾病的信心。

8.用药护理：术后常规应用抗凝药物，预防下肢深静脉血栓，注意观察有无出血倾向。

（三）功能锻炼

1.手术当日：患者麻醉清醒后即可进行股四头肌收缩放松练习、踝泵运动、抬臀及上肢肌力练习。

（1）踝泵运动：踝泵运动分为踝关节跖屈、背伸运动和踝关节旋转运动。①踝关节跖屈、背伸和踝关节旋转运动练习：患者平卧于床上，双腿伸展，放松。②踝关节跖屈运动：最大限度脚尖朝下，保持3~5s。③踝关节背伸运动：最大限度使脚尖朝向自己，保持3~5s。④踝关节旋转运动：以踝关节为中心，脚趾做360°旋转，尽量保持动作幅度最大，向内、向外各环绕一圈，用时约10s。

（2）股四头肌等长收缩练习：患者平卧在床上，双腿自然伸直，反复进行双下肢大腿肌肉收缩5s、再放松2s的活动。每天收缩，放松次数共6组，每组50次，共300次，反复练习，可加强股四头肌的力量。

（3）抬臀及上肢肌力练习：仰卧，双手紧握床头吊环，双腿膝部弯曲，双足底贴于床面，绷紧腹部及臀部肌肉，使臀部及髋部抬离床面，保持5~10s，每组10次，每日3次。

2.术后第1~3d

（1）卧位屈髋、屈膝练习：保持屈髋<90°，患者取仰卧位，将患侧足贴在床面上，滑动屈膝，使足跟向臀部靠拢，在此位置保持5~10s，重复多次，直到腿部感到疲劳为止，每日3次。反复练习，注意不要使膝关节向两侧摆动。

（2）直腿抬高练习：患者平卧于床上，伸直双腿并抬高至离床面20cm左右的高度，维持5~10s，再将腿缓缓放平，双腿交替进行，如患肢不能自行抬离床面，可用健肢放于患肢小腿处辅助抬起患肢。

（3）髋部外展练习：仰卧，将患肢外展，扬起脚尖，膝部正直，保持5~10s，将腿收回，与另一条腿平行，每组10次，每日3次。

3.术后4～14d

（1）站立抬腿练习：双手握住扶手抬起患侧下肢，注意髋关节屈曲角度不超过90°。

（2）站立后伸和外展练习：上身直立，患肢慢慢后伸，抬头挺胸，拉伸髋关节囊和屈髋肌群；下肢伸直向外抬起慢慢回收，拉伸髋关节内收外展肌。

（3）站立及行走训练：应用双拐，训练患肢的负重和站立本体感觉。双手握紧双拐，身体重心略前移，移动时先患侧后健侧。

（4）术后第3～12周：逐渐增加练习时间及频率。第3周患侧肢负重为体重25%，第4周负重50%，第6周负重75%，第8周为100%负重。

（四）并发症护理

1.髋关节脱位：前脱位时表现为患肢外展、外旋、屈曲畸形，比健肢稍长；后脱位时表现为内收、内旋、短缩畸形。术后观察有无髋部疼痛，活动受限，观察双下肢是否等长；避免患肢过度内收外旋，穿"丁"字鞋，保持外展中立位；指导患者正确翻身，勿弯腰拾物。

2.假体周围感染：常有持续疼痛和静止痛，可存在表浅伤口感染或窦道形成。术后遵医嘱应用抗生素，注意体温变化，保持切口清洁干燥，观察引流液的性质、颜色及量，发现异常及时通知医生处理。

3.神经损伤：坐骨神经是全髋关节置换术中最易损伤的外周神经，损伤后常表现为患侧膝关节无法屈曲、踝关节与足趾运动功能丧失、足下垂、小腿后外侧与足部感觉丧失等，术后密切观察患肢的感觉和运动情况，发现异常及时通知医生处理。

4.假体周围骨折：表现为关节周围疼痛，关节活动受限，影像学检查可明确诊断。术后应积极行抗骨质疏松治疗，避免髋关节过早负重。

5.深静脉血栓形成：在髋关节置换术后的发生率较高，多发生于下肢静脉，严重者合并肺栓塞而死亡。临床表现为下肢疼痛、肿胀、静脉扩张、腓肠肌压痛，静脉超声有助于其诊断。术后抬高患肢，观察患肢有无肿胀；指导患者进行踝泵运动或遵医嘱给予充气治疗仪治疗；保持引流管通畅；应用低分子肝素或速碧林皮下注射，注意观察有无出血倾向。

【健康教育】

1.控制体重，避免过度负荷，预防跌倒。

2.告知患者出院后继续服用抗血栓药物治疗，观察有无出血倾向。

3.嘱患者及周围人员戒烟限酒。

4.日常生活指导

（1）术后6周内屈髋角度小于90°，避免过度负重，不弯腰捡东西，不坐低于45cm的椅子或松软的沙发，坐下后膝关节应低于髋关节，注意患肢不做盘腿、翘"二郎腿"动作。

（2）上下楼梯：不要穿拖鞋，扶好扶手或拐杖，上楼时健肢先上，下楼时患肢先下，避免跌倒。

（3）上下床：上床时健肢先上，患肢后上；下床时健肢先下，患肢后下。上、下床均需健肢支撑。

（4）上下车：上车时，健肢先上，臀部先坐在车上，患肢避免过度屈曲，慢慢挪进车里。下车时健侧先下，健肢落地后踩稳，臀部离开座位，慢慢挪出车外。

（5）大小便：使用坐便器时患肢前移，健肢负重下蹲，避免身体前倾。

（6）穿衣服：穿裤子时应先患侧后健侧；穿袜子时应伸髋屈膝，应穿无鞋带的鞋。

（7）避免重体力劳动，避免跑步、登山、跳舞等有损于人工关节的活动。

5.随访：术后3个月、6个月来院拍片复查，根据人工关节稳定情况确定弃拐时间，一般术后3个月可弃拐行走。预防感染，定期随访至终身，如有异常应立即就诊。

第九节　膝关节骨性关节炎患者护理与健康教育

【概述】

膝关节骨性关节炎（Osteoarthritis of Knee Joint）是指由于膝关节软骨变性、骨质增生而引起的一种慢性骨关节疾患，又称为膝关节增生性关节炎、退行性关节炎及骨性关节病等。本病多发生于中老年人，也可发生于青年人；可单侧发病，也可双侧发病。

【护理】

执行骨外科疾病患者一般护理。

（一）术前护理

1.休息与活动：保证患者休息，保持情绪稳定，规律生活作息，如睡眠较差，可遵医嘱服用助眠药物。

2.饮食与营养：宜进食营养丰富易消化的食物，避免辛辣、生冷刺激性食物，避免暴饮暴食。评估有营养风险的患者可遵医嘱口服营养制剂加强营养，改善其营养状况，增强机体抵抗力。

3.术前准备

（1）康复指导：指导患者练习股四头肌的舒缩运动，练习踝泵运动防止肌肉萎缩，保持正常肌力。

（2）皮肤准备：术前一天备皮，术前晚及术日晨用碘伏消毒手术区域，如发现患者有疖、痈、脚癣、静脉曲张、灰指甲等，通知医生处理。

（3）术前用药：术前30min合理应用抗生素防止术后感染。

4.心理护理：做好心理疏导，缓解患者紧张情绪。

（二）术后护理

1.病情观察：严密监测生命体征变化，每小时记录生命体征。观察患肢是否肿胀，感觉、运动、皮温、血运、足背动脉搏动有无异常。

2.体位与活动：术后取平卧位，麻醉清醒、血压平稳后鼓励患者早起活动，每1~2h翻身一次。在腘窝、小腿处放置软枕以抬高患肢，保持膝关节屈膝伸直位。

3.饮食与营养：术后4h内饮少量温开水，若无恶心、呕吐、腹胀等不适可遵医嘱进食流质饮食，胃肠蠕动恢复后逐渐过渡到普通饮食。嘱进食富含高蛋白、粗纤维的食物。必要时输血、血浆制品增强机体抵抗力。禁牛奶、豆类、甜食等。

4.呼吸道管理

（1）氧气吸入，根据病情选择吸氧方式及吸氧流量。

（2）鼓励并协助患者腹式深呼吸及有效咳嗽咳痰，保持呼吸道通畅。

（3）必要时进行雾化吸入：调节氧流量6~8L/min。指导患者做均匀深呼吸，用口吸气、鼻呼气；吸入时间15~30min。注意观察患者情况，如有异常及时通知医生。

5.切口及引流管护理

（1）密切观察刀口敷料情况，如有渗血、渗液及时通知医生。

（2）放置引流管的患者需观察引流液颜色、质量、性质并准确记录，如引流量>200mL/h应立即通知主管医生。妥善固定引流管，保持引流通畅，避免管路弯折、扭曲。

6.疼痛管理：有效控制疼痛，可预防性应用镇痛药物。作好疼痛评估，疼痛评估≥4分者，及时通知医生，遵医嘱给予镇痛药物，注意观察镇痛效果。保证足够的睡眠。

7.心理护理：护士要关心体贴患者，帮助患者正确认识疾病及预后，给予患者心理上的支持，以增强患者战胜疾病的信心。

8.冰袋冷敷：膝关节两侧置冰袋，减轻切口疼痛和出血，防止冻伤。

9.用药护理：术后常规应用抗凝药物，预防下肢深静脉血栓，注意观察有无出血倾向。

（三）功能锻炼

1.手术当日：患者麻醉清醒后即可进行股四头肌收缩放松练习和踝泵运动。

（1）踝泵运动：踝泵运动分为踝关节跖屈、背伸运动和踝关节旋转运动。①踝关节跖屈、背伸和踝关节旋转运动练习：患者平卧于床上，双腿伸展，放松。②踝关节跖屈运动：最大限度脚尖朝下，保持3～5s。③踝关节背伸运动：最大限度使脚尖朝向自己，保持3～5s。④踝关节旋转运动：以踝关节为中心，脚趾做360°旋转，尽量保持动作幅度最大，向内、向外各环绕一圈，用时约10s。

（2）股四头肌等长收缩练习：患者平卧在床上，双腿自然伸直，反复进行双下肢大腿肌肉收缩5s、再放松2s的活动。每天收缩，放松次数共6组，每组50次，共300次。反复练习，可加强股四头肌的力量。

2.术后第1～2d：患者可进行卧位直腿抬高、屈膝、伸膝练习。

（1）直腿抬高练习：患者平卧于床上，伸直双腿并抬高至离床面20cm左右的高度，维持5～10s，再将腿缓缓放平，双腿交替进行，如患肢不能自行抬离床面，可用健肢放于患肢小腿处辅助抬起患肢。

（2）卧位屈膝练习：①仰卧，使足底在床上向臀部滑动，同时使膝关节屈曲到最大限度，并在此位置保持5～10s，重复多次，直到腿部感到疲劳为止。②仰卧，双手抱大腿后方，小腿放松自然下垂，每次3min，每日3次。③俯卧，将小腿抬起向后屈曲膝关节，每次3min，每日3次。

（3）卧位伸膝练习：①主动练习：在踝关节处放一毛巾卷，保持膝关节处于伸直状态，白天可持续5h以上。②被动功能锻炼——压腿练习：将腿伸直放在床上，用软垫垫于足跟处，并将双手或2kg沙袋放在膝盖上方，轻轻下压，使腿尽量伸直，到患者可以忍受疼痛的程度为止，每次要维持10～20min左右，每日3次。

（4）被动功能锻炼：术后1d可以通过下肢关节持续被动活动训练器（下肢CPM）进行活动，早期活动范围在10°～40°，根据伤口愈合情况来增加运动角度，术后一周达到屈膝90°伸膝0°（康复科康复治疗师协助锻炼）。

3.术后3～14d患者进行坐位及床旁屈伸膝练习，站立及行走训练。

（1）座位屈膝练习：患肢足底在床上向臀部滑动，双手抱住小腿使膝关节屈曲到最大限度，每次3min，每日3次。将健侧小腿放于患肢小腿前侧，借助健肢力量将患侧膝关节屈曲到最大限度，每次3min，每日3次。

（2）床旁座位屈伸膝练习：①坐在床边，小腿凭借重力自然放松下垂。②坐在床旁或椅上，慢慢将膝关节自然下垂屈曲到最大限度，将健肢放到患侧小腿前面，帮助后压患肢，尽力屈曲膝关节，然后再尽力伸直膝关节，活动范围以能忍受为度。

（3）站立及行走训练：应用助行器，训练患肢的负重和站立本体感觉。双手握紧助行器，身体重心略前移，移动时先患侧后健侧。保持身体平衡，避免跌倒。

4.术后2～6周

（1）屈膝下蹲：双手握床架或其他固定物，逐渐屈膝下蹲，要求膝关节屈曲达到或超过95°。如患者体力不佳，可选择坐于床边，两手扶床，双下肢自然下垂，健侧足压在患侧小腿上，帮助膝关节尽量屈曲，屈膝角度逐渐加大，直至达到或超过95°，每次屈膝到底时应滞留5s再放松。

（2）患肢负重及抗阻训练：患者换用拐杖练习行走，加强行走步态训练，训练平衡能力，逐步脱离拐杖在旁人保护下练习行走，进一步改善关节活动范围。

（四）并发症护理

1.神经损伤：多因术中使用止血带及术者操作不当导致。应注意观察有无足下垂、足背伸无力、术侧肢体麻木不适等表现，发生上述症状应立即通知医生处理。

2.假体松动：观察膝关节有无疼痛，活动受限。避免剧烈跑、跳、提重物等活动，防止假体承受过度压力。

3.假体感染：主要表现为关节持续疼痛伴局部急性炎症表现，术后遵医嘱正确使用抗生素，保持切口敷料清洁、干燥，观察引流液的性质、颜色及量，发现异常及时通知医生处理。

4.假体周围骨折：表现为关节周围疼痛，膝关节活动受限，影像学检查可明确诊断。术后应积极进行抗骨质疏松治疗。

5.深静脉血栓形成：参见股骨头缺血性坏死患者护理常规。

6.出血：术前应仔细询问有无家族出血倾向，既往出血病史，肝炎史及近期水杨酸类药物、激素、抗凝药物的应用情况，密切观察生命体征及尿量的变化。密切观察引流量，术后1～2h内应在200～400mL以内，如术后10～12h内持续出血量超过1000mL，则需引起重视。

7.血肿：血肿可造成骨质愈合障碍并且可能会增加感染概率，多出现在老年患者和术后48～72h内，关节活动较多的患者，血肿较小者保守治疗，血肿持续增大、皮肤张力增高、局部剧痛，须切开引流和血管结扎。

【健康教育】

1.控制体重，减轻关节负担。注意膝关节保暖，必要时佩戴护膝。

2.出院后遵医嘱继续口服抗凝药物治疗，注意观察有无出血倾向（如牙龈出血、皮下出血等），如有及时停药。

3.人工膝关节置换术后较好的运动方式有：游泳、散步、模仿蹬自行车等。尽量减少上下楼梯、登山、久站、提重物，避免膝关节的负荷过大。

4.加强膝关节功能锻炼，防止关节粘连。理想状态为屈曲在120°以上，伸直0°。

5.术后3个月、6个月、1～2年复查。预防感染，如有异常，应立即就诊。

第十节　踝关节骨性关节炎患者护理与健康教育

【概述】

踝关节骨性关节炎是一种由创伤、炎性关节病、感染等多种因素引起的广泛关节软骨损伤的退行性病变，其中以创伤性关节炎最为常见，其早期主要症状为踝关节肿胀、疼痛、活动受限，终末期踝关节炎可出现关节畸形、持续疼痛、功能障碍甚至丧失等症状。

【护理】

执行骨外科疾病患者一般护理。

（一）术前护理

1.休息与活动：合理安排作息时间，保证充足的睡眠，增强机体抵抗力，患肢适当抬高，健侧肢体多活动。

2.饮食与营养：指导患者进食营养丰富易消化的食物，避免辛辣生冷刺激性食物。评估有营养风险的患者可遵医嘱口服营养制剂加强营养。

3.术前准备

（1）术前评估：①评估患者精神状态，有无循环、呼吸系统等疾病。②评估患者疼痛程度，指导患者正确使用疼痛评估工具，讲解术后疼痛管理的重要性。③评估患肢情况，皮肤有无感染、肿胀，鼓励患者适当活动，多饮水，教会患者踝泵运动，预防下肢深静脉血栓。

（2）完善术前各项相关检查，如心电图、X片、核磁共振、CT、下肢血管彩超等。

（3）皮肤护理：术前3d每日行温水足浴，软化局部皮肤，保证清洁。

（4）指导患者腹式呼吸及有效咳嗽，提高肺活量；练习床上大小便。

（5）指导患者术前功能锻炼：指导足趾的背伸、跖屈运动，指导抬臀、下肢肌肉等长收缩训练。

4.心理护理：主动与患者沟通，向患者介绍人工踝关节置换术的目的、手术过程及方法，分享成功病例，增强患者信心，缓解焦虑心理，提高患者依从性。必要时使用镇静安眠药物，保障良好睡眠。

（二）术后护理

1.病情观察

（1）生命体征监测：了解手术方式及术中情况，密切观察生命体征变化至平稳。全麻术后复温尤为重要，积极采取保暖措施，防止发生寒战等不良反应。关注基础疾病，定时监测血糖。老年人需关注有无谵妄症状。

（2）观察患肢血液循环、运动、感觉、体温等情况，注意足部保暖。如毛细血管反应时间变慢、足趾皮肤呈青紫色时，应及时处理。

2.体位及活动：使用下肢垫，抬高患肢略高于心脏水平，有利于静脉和淋巴液回流，保持中立位，避免腓总神经受压。拔除引流管后可扶双拐行走，患肢避免负重。

3.饮食与营养：术后补充高蛋白、高热量、高纤维素饮食，选择清淡易消化、优质蛋白为主的食物，如：牛奶、鸡蛋、瘦肉、鱼虾等，多吃新鲜的蔬菜水果，补充维生素。

4.呼吸道管理：协助患者做腹式深呼吸及有效咳嗽咳痰，保持呼吸道通畅。

5.切口及引流管护理

（1）观察切口敷料有无渗血、渗液，引流液的量、颜色、性质。

（2）观察切口皮缘的颜色，是否出现红、肿、热、痛，是否有渗出物。

（3）观察患肢感觉、运动及末梢血液循环，注意局部疼痛或麻木等情况，必要时去除石膏减压。

（4）24h引流液量<10mL可拔出引流管。

6.疼痛护理：选择合适的疼痛评估工具，重视疼痛宣教，增强患者主动镇痛意识。采取预防性镇痛、多模式镇痛、个体化镇痛相结合的镇痛方式。重视非药物镇痛，注意观察药物镇痛效果及不良反应。

7.心理护理：患者手术花费较高，同时担心手术效果，容易出现焦虑失眠等问题。建立良好的护患关系，倾听患者诉说，合理解释病情，介绍成功案例，运用叙事护理等方法缓解患者不良情绪，教会患者自我放松的方法。

8.功能锻炼

（1）手术当日麻醉清醒后即可进行足趾背伸、跖屈运动。

（2）术后第一天进行直腿抬高练习、股四头肌收缩练习、臀收缩肌肉练习。

（3）石膏托固定3~4周后拆除进行非负重关节活动；6~8周可允许负重踝关节屈伸运动。

9.用药护理：患者术后应用甘露醇、七叶皂苷钠等消肿、改善循环药物时，应严密观察输液情况，预防静脉炎的发生。

10.石膏护理：石膏固定踝关节于中立位6~8周，注意观察石膏外观有无变形，松紧度是否适宜，石膏固定肢体远端的血液循环。石膏与皮肤接触处使用棉花垫保护，如发生小腿、内外踝、足趾、足跟疼痛且局限于一点，提示可能有压力性损伤的发生，及时松解石膏查看处理。

11.下肢深静脉血栓的预防

（1）正确进行深静脉血栓风险评估。

（2）鼓励患者多饮水，每日饮水量达到2000~2500mL，早期进行床上活动。

（3）遵医嘱服用抗凝药，注意观察有无出血或加重出血现象。

（4）鼓励患者早期下床：术后第一天扶双拐行走，注意避免患肢负重。方法：先出双拐，随后迈健肢，患肢跟进。以垂直负重为主，逐渐增加活动量，保持正确姿势，预防跌倒。

（三）并发症护理

1.刀口延迟愈合：多由感染、营养不良、糖尿病等导致，密切观察切口情况。

2.切口感染：主要表现为全身高热，踝关节持续性疼痛，手术切口出现红、肿、热、痛并伴有脓性分泌物渗出等症状。术后保持切口敷料清洁、干燥，遵医嘱合理使用抗生素，发现异常及时处理。

3.腓总神经损伤：多因术中使用止血带、术者操作不当或术后弹力绷带加压包扎引起。术后观察患者有无足背、足趾或者足底部位皮肤的麻木、刺痛感或感觉减退及足背伸无力等，发现异常及时处理。

4.术后内、外踝骨折：表现为踝关节周围疼痛、畸形、活动障碍等，影像学检查可明确诊断。术后积极抗骨质疏松治疗，避免关节受力异常。

5.关节僵硬：多与关节制动时间过长、疼痛关系较大。

6.假体松动、脱位、塌陷、假体周围囊肿等：指导患者扶双拐（或助行器），逐渐增加训练量，保持正确的姿势；避免剧烈跑、跳、提重物等活动，以防假体承受压力过大。

【健康教育】

1.指导患者在免负重下活动患侧踝关节，预防深静脉血栓形成，继续抗凝，术后2~3周门诊复查行下肢静脉彩超检查。

2.定期换药，预防感染，注意体温变化。

3.出院指导

（1）告知患者出院带药的用法及注意事项，多饮水有利于药物代谢。

（2）正确掌握踝关节训练方法，运动量要循序渐进，运动强度适宜。

（3）术后14d左右拆线，6周复查X线片，愈合良好可去除石膏，部分负重，具体操作方法：患者坐于床边，患足置于地面，将足跟用力抬起，与地面成60°~70°角后，慢慢放松置于地面。每日3次，每次10~20min。

（4）术后12周可正常行走，外出时使用手杖，做好自我保护，避免撞击及跌倒。嘱患者足部勿内外翻，避免扭伤，防止假体松动。

（5）术后1个月、3个月、6个月、1年分别来院复查。

第三章 泌尿、男性生殖系统疾病护理与健康教育

第一节 泌尿外科疾病一般护理

【概述】

泌尿外科学（Urology）是一门研究和防治泌尿系统、男性生殖系统以及肾上腺的外科疾病的专门学科。其治疗范围包括各种泌尿系统肿瘤、复杂性肾结石、各种泌尿系损伤、泌尿系先天性畸形等。其中发病率较高的是泌尿系统肿瘤及结石，现在主要的治疗原则是以达芬奇机器人、腹腔镜及经皮肾镜碎石为主的治疗，护理方面除疾病一般护理常规外，还应遵循快速康复理念，加强患者心理护理。

【护理】

（一）术前护理

1.礼貌接待并安置患者到床位，介绍主管医师、责任护士、病区环境、宣教入院须知内容。

2.测量体温、脉搏、呼吸、血压及BMI指数，进行跌倒、压力性损伤、深静脉血栓、非计划拔管、疼痛、营养等风险评估。

3.了解患者有无不良嗜好如吸烟、饮酒史，以及社会、心理和家庭支持情况。

4.了解患者有无既往史，如高血压、冠心病、糖尿病、精神疾病等。

5.了解患者入院前用药情况（阿司匹林、波立维、华法林、利血平、二甲双胍等）及药物过敏史。

6.评估患者护理问题，必要时报告医生遵医嘱给予处理。

7.协助患者完善术前各项检查：入院系列、凝血系列、血型抗筛试验、血尿常规、心肺功能等检查。

8.根据患者情况（高血压、糖尿病、肾功能不全等）合理指导饮食。

9.术前准备

（1）做好心理护理，缓解紧张、焦虑、恐惧等不良情绪，保证患者休息。

（2）术前一天备皮并协助患者沐浴、理发、剃须、剪指甲、更衣。

（3）遵照医嘱合血、备血及做抗生素过敏试验。

（4）手术前遵照医嘱进行肠道准备，如口服缓泻剂（和爽、舒泰清）、灌肠。一般手术前8h禁食，4h禁饮。

（5）术前指导患者深呼吸及有效咳嗽练习，预防肺部感染等并发症；指导患者做下肢踝泵运动的方法及正确使用弹力袜，预防下肢静脉血栓；指导患者进行盆底肌的训练，预防术后尿失禁、尿潴留，以促进排尿功能恢复。

（6）术日晨测体温、脉搏、呼吸、血压；取下义齿、眼镜、发夹、饰品、手表及贵重物品交予家属妥善保管。

（7）完善术前各项准备，如术前灌肠、置管、术前、术中用药、影像资料、病历等。

（8）核对患者信息，完善手术交接单，做好和手术室人员交接工作并送患者至门口。

（二）术后护理

1.监测生命体征及氧饱和度，遵医嘱给予持续吸氧，正确连接各种引流管，评估患者意识、查看输液管路（药物、管路标识、留置针、镇痛泵）、皮肤，完善手术交接单，做好和手术室人员交接工作。

2.了解手术方式、术中出血、输血、麻醉、镇痛药物使用情况。

3.患者清醒后给予舒适卧位，全麻术后未清醒的患者给予平卧位，头偏向一侧，防止误吸及舌后坠，保持呼吸通畅，必要时给予吸痰。

4.准确进行各项护理风险评估，针对各种风险患者采取相应护理措施，对有跌倒高风险患者做好警示教育，嘱家属陪护，协助下床活动，卧床时床档保护；对压力性损伤高风险患者做好基础减压及微环境管理，敷料保护受压部位皮肤，按时翻身。

5.鼓励患者深呼吸及协助叩背咳痰，痰液黏稠不易咳出时遵医嘱给予雾化吸入。

6.鼓励患者踝泵运动，病情允许时早期下床活动，预防下肢深静脉血栓形成，促进肠蠕动恢复，减轻腹胀，预防肠粘连。

7.鼓励患者进行盆底肌的训练，预防术后尿失禁的发生。

8.保持刀口敷料的清洁干燥，观察有无渗液、渗血，并进行疼痛评估，有效镇痛。

9.妥善规范固定各引流管并做好标识，防止意外脱管，经常挤压引流管保持其通畅，观察引流液的颜色、性质，准确记录引流量。

10.留置导尿时通常使用两腔或三腔导尿管，一般水囊注水 $10 \sim 15\ mL$ 为内固定，还需妥善二次固定（男性患者固定于左、右下腹，女性患者固定于大腿内侧），防止脱管，连接抗逆流引流袋并按时更换，经常挤压导尿管保持通畅，会阴护理2次/d，防止泌尿系逆行感染。

11.根据麻醉手术方式及患者一般情况，指导患者合理饮食，一般遵循尽早进食，由少到多、由流质饮食到普通饮食的原则。

12.做好心理护理，句患者及家属宣教疾病相关知识，鼓励患者勇敢、乐观、积极配合治疗。

13.腹腔镜术后患者的护理

（1）胸腹背疼痛：由于二氧化碳与腹腔水分结合形成碳酸附着于膈肌腹面，而导致术后胸背部疼痛，可调整患者的体位，向患者解释原因，不须做特殊处理。

（2）皮下气肿：多因手术时间长、气腹压过高、气体沿筋膜间隙上行弥散，而引起皮下气肿，临床表现为在患者的胸、腹、面、颈部以及上肢等处出现肿胀，有捻发感，严重时出现心跳加快、血压升高及呼吸困难、轻度的皮下气肿，多不需要处理，一般术后 $2 \sim 5\ d$ 自行吸收。

（3）高碳酸血症：由于 CO_2 气腹后，对循环、呼吸系统有一定的影响，可出现一过性高碳酸血症，严重时可发生肺栓塞。术后应给予低流量、间断性氧气吸入，以提高氧分压，促进 CO_2 排出。严密观察患者有无疲乏、烦躁、呼吸加快等症状。因过度吸氧可抑制呼吸中枢，使呼吸变慢变浅，不利于 CO_2 排出，故避免持续高浓度吸氧，鼓励患者深呼吸与有效咳嗽。

【健康教育】

1.疾病知识教育：泌录外科疾病涵盖尿路感染、结石、前列腺疾病等，常见症状包括尿频、尿急、尿痛、血尿及腰腹部疼痛。患者需了解疾病诱因，如不良生活习惯（饮水少、久坐）、饮食不均衡（高盐、高蛋白）及感染因素。通过科普讲座、图文手册等途径，掌握疾病特点与危害，提高预防意识。

2.用药指导：严格遵医嘱用药，抗生素需足量足疗程，避免自行停药。非甾体抗炎药用于缓解疼痛，需注意胃肠道反应。中药辅助治疗时需辨证施治。服药期间定期监测肝肾功能，如出现过敏、消化道出血等不良反应，应立即停药并就医。

3.随访与复查：术后1个月、3个月、6个月需定期复查，项目包括尿常规、泌尿系超声等。长期随访可监测结石复发、肿瘤进展等，及时调整治疗方案。

4.心理支持与调适：疾病易引发焦虑、抑郁，可通过病友交流群、心理咨询缓解情绪。保持乐观心态，积极配合治疗，有利于疾病康复。

第二节　肾癌患者护理与健康教育

【概述】

肾癌（Kidney Cancer）又称肾细胞癌，包括起源于泌尿小管不同部位的各种肾细胞癌亚型，但不包括来源于肾间质的肿瘤和肾盂肿瘤。临床表现为血尿、腰痛、包块，被称为肾癌三联征。

【护理常规】

执行泌尿外科疾病一般护理常规术前护理。

（一）术前护理

1.休息与活动：适当休息避免剧烈运动。

2.饮食与营养：提高患者对手术的耐受性，应补充高蛋白、高热量、高维生素、低脂易消化饮食。

3.术前准备

（1）完善术前专项检查，如发射型计算机断层扫描仪（ECT）、肾血管CTA、强化CT。

（2）根据术式选择备皮范围。后腹腔镜手术：左右至前后正中线，上至乳头水平线，下至耻骨联合上缘。腹腔镜手术：左右至双侧腋中线，上至乳头水平线，下至耻骨联合上缘。

4.心理护理：向患者说明一侧肾切除后另一侧肾脏能代偿其功能，一般不会影响工作和生活，以解除患者的思想负担，使其更好地配合手术。

5.肾动脉栓塞术护理：术前使用肾动脉栓塞介入术可以减少术中出血量，易于手术施行。术前备好药物，宣教栓塞术后注意事项及相关护理措施。

（二）术后护理

1.病情观察：监测心电监护生命体征及血氧饱和度每半小时一次至平稳。对于既往有脑梗及心肌梗死病史的患者密切观察言语、肢体活动及意识状态。对肾部分切除患者还应重点观察面色、腹膜后或腹腔引流液性质及量、腰背部体征及血红蛋白变化。

2.体位与活动：患者麻醉清醒后，肾根治术采取舒适卧位，肾部分切除术后遵医嘱平卧1～3d。病情允许时遵循加速康复外科（Enhanced Recovery After Surgery，ERAS）理念，早期下床活动，促进肠蠕动，预防肺部并发症及下肢静脉血栓发生。

3.饮食与营养：术后2h饮水，次日进流质饮食，逐渐改为半流质及普通饮食，加强营养，增强机体抵抗力。

4.呼吸道管理：肾根治术后尽早采取半卧位，协助叩背咳痰，禁烟。

5.切口与引流管护理：保持切口清洁干燥，正确连接腹膜后或腹腔引流管及导尿管。妥善二次固定，保持引流通畅，观察有无出血，准确记录引流量及尿量。按时更换各引流袋。

6.疼痛管理：依据NRS疼痛评估量表按时评估，做好心理护理，止痛泵使用护理，必要时遵医嘱给予药物止痛。

7.心理护理：鼓励患者树立战胜疾病的信心，保持良好心态，避免焦虑与恐惧。

8.肾功能监测：多饮水，预防尿路感染，观察肌酐及尿素氮指标变化。

（三）并发症护理

1.出血：引流管见大量新鲜血液流出，同时伴有面色苍白、血压下降、脉搏增快，多因为术中止血不彻底、既往血液病史或抗凝药物影响所致，应立即通知医师及时处理，并做好输血准备。

（1）平卧位、监测生命体征，急查血常规，输血、输液，注意保暖，监测尿量。

（2）遵医嘱应用止血药物，腹膜后或腹腔引流由负压吸引改为引流，或遵常夹闭引流管1～2h，减少及阻止再度出血。

（3）安慰患者，工作人员多巡视，多床边陪伴，避免患者过度紧张。

2.漏尿：术后引流管见大量淡黄色或是淡红色液体流出，检验结果证实内含大量肌酐、尿素氮，同时留置导尿管引出尿量减少时，提示漏尿，多见于肾部分切除术后患者，应及时通知医生，保持导尿管通畅，腹膜后引流由负压吸引改为引流或将引流袋平置于床面，有利于减少漏尿量，促进其恢复。

【健康教育】

1.康复指导：保证充分休息，适度身体锻炼及娱乐活动，避免腰部碰撞，若出现腰酸、胀痛、血尿应及时就诊，加强营养，增强体质。

2.免疫治疗：是此类患者康复期主要治疗方法，用药期间若出现低热、乏力等不良反应，应及时就医。

3.用药指导：慎用损伤肾功能的药物。

4.定期复查：定期复查肾功能、B超、CT和血尿常规。

第三节　膀胱癌患者护理与健康教育

【概述】

膀胱癌（Bladder Cancer）发病率在中国泌尿生殖系肿瘤中占第一位，膀胱癌的平均发病年龄为65岁，男女之比为2.7∶1，大多数患者的肿瘤仅局限于膀胱，只有＜15％的病例出现远处转移。以移行上皮细胞癌为主，鳞癌和腺癌较少。吸烟是导致膀胱癌的重要因素之一，临床表现为血尿和膀胱刺激征。

【护理】

执行泌尿外科疾病一般护理常规。

（一）术前护理

1.休息与活动：适当休息，避免剧烈运动。

2.饮食与营养：提高患者对手术的耐受性，应补充高蛋白、高热量、高维生素、低脂易消化饮食。

3.术前准备

（1）膀胱镜检查的护理：膀胱镜检查后常有血尿发生，并伴有尿道灼痛，为尿道黏膜损伤所致，应多饮水增加尿量，起到内冲洗的作用，遵医嘱给予抗感染治疗，一般3～5d后血尿可减轻。

（2）造口定位：膀胱全切尿流改道术的患者，术前给予造口定位。选择肚脐与右髂前上棘连线的中上1/3交界处，可根据情况适当调整位置，一般要求在腹直肌以内、腹壁最高处，避开腰线、瘢痕、皱褶等处，患者自己坐位和站位都能看见自己的造口，便于患者对造口自我观察和护理。理想的造口位置利于患者尿液的收集，减少并发症的发生，提高患者生活质量。

4.心理护理：向患者解释治疗的必要性及手术的安全性。需尿流改道的患者，应做好充分宣教，使其克服自卑心理，提高战胜疾病的信心。

（二）术后护理

1.病情观察

（1）生命体征监测：心电监护生命体征及血氧饱和度，每半小时一次直至平稳。对于既往有脑梗及心肌梗死病史的患者密切观察言语、肢体活动及意识状态。

（2）出血的护理：经尿道膀胱肿瘤电切及膀胱部分切除术后需行膀胱冲洗，建议用温盐水冲洗预防膀胱痉挛。如有出血则加快冲洗速度，立即报告医生，遵医嘱应用止血药，如有大量出血应快速补充血容量，配合输血；如出现膀胱痉挛，遵医嘱应用缓解痉挛药物（间苯三酚）；如有血块堵塞尿管，应及时冲洗保持通畅；每日更换膀胱冲洗管路。

2.体位与活动：采取舒适卧位。病情允许时遵循ERAS理念，早期下床活动促进肠蠕动，预防肺部并发症及下肢静脉血栓发生。

3.饮食与营养：遵医嘱术后2h饮水，次日进流质饮食，逐渐改为半流质及普通饮食，加强营养，增强机体抵抗力。Bricker回肠膀胱术后禁饮食1～2d。

4.呼吸道管理：术后尽早采取半卧位，协助叩背咳痰，禁烟。

5.切口与引流管护理：保持切口清洁干燥。

（1）输尿管支架管护理：保持通畅，防止脱出，记录引流液的性质及量，避免身体过度伸展、扭转及弯腰等活动。根据手术方式不同，一般放置1个月或更长时间。

（2）回肠输出道护理：通常自带膀胱放置三腔导尿管或蘑菇头导尿管，通过此管定时冲洗代膀胱，应保持引流通畅，防止脱出，一般放置4～5d可拔除。

6.疼痛管理：依据NRS疼痛评估量表按时评估，做好心理护理，止痛泵使用护理，必要时遵医嘱给予药物止痛。

7.心理护理：鼓励患者以积极乐观的态度生活，调整好自己的饮食，避免焦虑与恐惧。

8.肾功能监测：多饮水，预防尿路感染，观察肌酐及尿素氮指标变化。

9.泌尿造口护理：膀胱全切尿流改道术后的患者，通常留有输尿管皮肤造口或者回肠泌尿造口。粘贴造口袋前先用生理盐水棉球清洁造口周围皮肤，待干，涂造口粉及皮肤保护膜，置防漏贴环，修剪中央孔后粘贴底盘，扣合造口袋，适度按压5min使底盘充分和皮肤黏合。一般每2~3d更换一次造口袋，发生渗漏时要及时更换，保持造口周围清洁，多饮水预防尿路感染，发生支架管堵塞、皮炎、发热等情况时及时对症处理。出院前应教会患者和家属更换造口袋的方法。

（三）并发症护理

1.出血：尿管见大量新鲜血液流出或腹部膨隆有尿潴留现象，同时伴有面色苍白、血压下降、脉搏增快，常提示有出血，反复挤压、冲洗阻塞的尿管，应立即通知医生缓解膀胱痉挛并做好止血、输血准备。

2.膀胱穿孔：术中损伤或术后膀胱压力过高所致，大量尿液漏至腹腔、盆腔。患者表现为下腹部膨隆、胀痛不适，导尿管中尿液引出减少或是无尿液引出。如发生膀胱穿孔，应立即报告医生及时处理。

3.膀胱痉挛：表现为尿频，尿道及耻骨上区疼痛或者膀胱内液体反流至冲洗管，或从尿管周围流出。应遵医嘱给予止疼药或解痉药物，有血块阻塞时，及时快速反复挤压和冲洗尿管，保持尿路通畅。

【健康教育】

1.康复指导：禁止吸烟，避免接触联苯胺类致癌物质。

2.造口延续护理：将患者及家属纳入"造口沟通交流群"，每月定时电话回访，及时了解患者造口居家护理的困难及疑问，并给予相应指导，提高其生活质量。

3.膀胱灌注护理：经尿道膀胱肿瘤切除术及膀胱部分切除术后，需灌注化疗药物（例如卡介苗、法玛新、吡柔比星等）。灌注前勿大量饮水，避免药物稀释且不能在膀胱内存留而影响效果，注入药物时压力不可过高，防止药液外漏，以免损伤皮肤及尿道黏膜，灌注后嘱患者平卧0.5~2h勿排尿，之后多饮水、多排尿加速药物排出，减轻尿路刺激症状。疗程为1次/周，持续4~8周，改1次/月，持续6~12个月。

4.定期复查：膀胱灌注期间每3个月复查膀胱镜，若有肿瘤复发，立即再次手术治疗，无复发者2年后可将膀胱镜复查时间延长至6个月，第5年开始每年复查一次直至终身。

第四节　肾、输尿管结石患者护理与健康教育

【概述】

肾、输尿管结石（Kidney or Ureter Stone），又称上尿路结石，主要症状是疼痛和血尿。其程度和结石部位、大小、活动与否及有无损伤、感染、梗阻等有关。疼痛性质可分为钝痛、绞痛、放射痛，合并感染时出现脓尿，输尿管末端结石还可引起尿频、尿急、尿痛，双侧结石梗阻时可导致无尿、肾功能衰竭等严重后果。极少数患者长期无自觉症状，待出现感染或积水时才被发现。

【护理】

执行泌尿外科疾病一般护理。

（一）术前护理

1.休息与活动：肾下盏结石采取头低脚高位，右肾结石采取左侧卧位，左肾结石采取右侧卧位，同时多饮水，借重力作用促进结石排出。

2.饮食与营养：多食富含高纤维素的水果蔬菜，限制高钙、高嘌呤饮食，如动物内脏及海产品等。

3.术前准备：患者术前一日或当日行腹部平片（KUB）定位，定位后嘱患者减少活动，防止结石位置变化。形体外冲击波碎石术患者术前3d忌食产气食物，术前1d口服缓泻剂，术日晨禁食。

4.心理护理：安慰患者，缓解患者对疼痛及出血的恐惧。

5.肾绞痛患者护理：结石患者由于输尿管受到堵塞尿液无法排出，造成肾盂及输尿管平滑肌强烈的痉挛，造成的疼痛就是肾绞痛。表现为痛苦面容、被动体位、恶心呕吐、肾区剧烈绞痛，须遵医嘱给予药物解痉止痛（可选用黄体酮、间苯三酚等），同时进一步做好疼痛评估，观察疼痛是否缓解。

6.尿路感染患者护理：结石患者通常合并尿路感染，表现为发热、血尿及膀胱刺激征，须术前遵医嘱给予抗生素治疗，降低手术风险。

（二）术后护理

1.病情观察：心电监护生命体征及血氧饱和度，每半小时一次直至平稳。经皮肾镜取石术后发生出血及感染性休克的风险较高，故应保持肾造瘘管及尿管引流通畅，观察有无大出血的发生。患者如出现表情淡漠、嗜睡、四肢冰冷、白细胞下降，提示

有感染性休克的发生，应及时报告医生，并遵医嘱给予相应的抗休克及抗感染治疗。

2.体位与活动：经皮肾镜取石术需卧床休息1~3d，以防继发性出血。

3.饮食与营养：遵循尽早进食，由少到多、由流质饮食到普通饮食的营养餐原则，鼓励患者多饮水，每日2500~3000mL，使尿量增加，起内冲洗作用，有利于尿路内血凝块及残留小结石的排出。

4.呼吸道管理：尽早采取半卧位，协助患者叩背咳痰，禁烟。

5.切口及引流管护理：保持切口清洁干燥，各引流管妥善二次固定，保持引流通畅，准确记录其性质及量，按时更换各引流袋。经皮肾镜取石术后如发生大出血，可夹闭肾造瘘管1~2h缓解出血。置入双J管后嘱患者多饮水、勿憋尿，避免身体过度伸展、扭转及弯腰等活动。

6.疼痛管理：依据NRS疼痛评估量表按时评估，做好心理护理，止痛泵使用护理，必要时遵医嘱给予药物止痛。

7.心理护理：鼓励患者树立战胜疾病的信心，保持良好心态，避免焦虑与恐惧。

8.肾功能监测：多饮水，预防尿路感染，观察肌酐及尿素氮指标的变化。

【并发症护理】

1.出血：若术后短时间内肾造瘘管引出大量鲜红色血性液体、血压下降、心率增快、呼吸加快，提示有大出血，应立即报告医生积极处理，可采取密闭肾造瘘管，使血液在肾、输尿管内压力升高，形成压力性止血，嘱患者卧床休息，遵医嘱迅速应用止血药，快速补充血容量，配合输血等措施。

2.感染：感染性休克通常表现体温升高在39.5℃以上，白细胞降低、血压降低、心率增快，积极给予抗感染、抗休克治疗。

3.漏尿：引流管见大量淡黄色或是淡红色液体流出，检验结果证实内含大量肌酐、尿素氮，同时留置导尿管引出尿量减少。保持导尿管通畅，腹膜后引流由负压吸引改为引流，遵医嘱应用抗菌类药物，防止感染发生。

4.输尿管痉挛及尿液反流：主要表现为突然一侧腰背部疼痛、恶心呕吐、体温高、尿中白细胞增高。嘱患者卧床休息、多喝水、勿憋尿、定时排空膀胱，遵医嘱给予解痉及抗感染治疗。保持大便通畅，以免便秘引起腹压增高。

5.双J管移位：患者出现腰背部、肾区胀痛不适，X线示双J管移位。嘱病人不宜做四肢及腰部过度伸展的动作，不宜突然下蹲。若发现双J管脱出，及时汇报医生处理。

【健康教育】

1.向患者讲明多饮水的作用。饮水量每日3000 mL左右，有助于稀释尿液、降低尿中形成结石物质的浓度，减少尿盐沉积，避免尿路感染。

2.根据结石成分适当调节饮食。草酸盐结石患者应少吃含草酸的食物，如菠菜、土豆、红茶、坚果等；磷酸盐结石的患者宜用低磷、低钙饮食；尿酸盐结石的患者，宜少吃含嘌呤丰富的食物，如动物肝、肾、内脏等，预防结石的复发。

3.长期留置肾造瘘管、带管出院者，保持肾造瘘管周围皮肤清洁、干燥，每月更换引流管。抗反流尿袋每周更换1次，注意更换时避免接头污染。

4.留置双J管患者，嘱患者4~8周来医院更换或拔除双J管。留置双J管期间，患者不宜做四肢及腰部同时伸展的动作，不做突然的下蹲动作；预防便秘，减少引起腹压升高的各种因素；定时排空膀胱，勿憋尿，避免尿液反流。大量饮水，每日饮水量应在2000 mL以上。

第四章 妇产科常见疾病护理与健康教育

第一节 子宫肌瘤患者护理与健康教育

【概述】

子宫肌瘤（Uterine Myoma）是女性生殖器中最常见的一种良性肿瘤，也是人体最常见的肿瘤之一，由平滑肌及结缔组织组成。

【护理】

（一）术前护理

1.皮肤准备：在手术前，护士需要对患者的备皮范围进行一定程度的清洁。

2.阴道准备：进行必要的阴道清洁和消毒。

3.备血工作：准备好备血，并向患者解释抽血化验的必要性，获得患者的配合。

4.心理护理：帮助患者缓解紧张情绪，指导患者家属在术后对患者进行照顾。

5.饮食与休息：术前12h禁食禁水，作好肠道准备；同时，患者需保持充足的睡眠，避免过度疲劳。

6.其他准备：包括无菌导尿、术前静脉通道的建立等。

（二）术后护理

1.观察体征：术后24h需要观察患者的生命体征，包括血压、心率、体温，以及有无腹腔内出血的表现。

2.翻身拍背：术后6h可以协助患者翻身，使患者尽快排气，防止肠粘连。

3.缓解胃肠道反应：给予缩宫素促进子宫的收缩，减少出血，并注意饮食调节，以缓解消化道症状。

4.保持局部清洁：患者术后应当特别注意外阴部的护理，定期进行清洗，保持外阴干燥。

5.适度运动：拔除尿管和引流管后，尝试下床活动，有利于恢复肠道功能。

6.临床关怀：包括疼痛管理、心理支持等。

（三）并发症护理

1.伤口感染：保持伤口干燥、定期消毒、避免盆浴、以防感染。

2.胃肠道反应：注意饮食调节，避免进食含糖高的食物，防止腹胀发生。

3.尿潴留：鼓励患者尽早排尿，必要时采取导尿措施。

4.其他并发症：如出血、感染等，需及时通知医生处理。

【健康教育】

1.生活方式调整：保持充足的睡眠，避免过度劳累；多吃蔬菜、水果，少食辛辣食品。

2.均衡饮食：保证营养均衡，多吃富含蛋白质和维生素的食物，避免暴饮暴食。避免激素替代疗法，不要额外摄取雌激素，绝经以后尤应注意。

3.定期妇科检查：确诊为子宫肌瘤后，应定期到医院检查，观察肌瘤是否增大或发生变性。

4.适量运动：规律适度的体育锻炼可提高身体抵抗力，辅助预防疾病。

5.心理支持：保持良好的心态，避免不良情绪。

第二节　卵巢良性肿瘤患者护理与健康教育

【概述】

卵巢良性肿瘤（Benign Ovarian Tumor）是常见的女性生殖器官中肿瘤之一，虽然大多数为良性，但仍需及时诊断和治疗。护理与健康教育在卵巢良性肿瘤的治疗过程中起着至关重要的作用，有助于患者更好地应对疾病，早日康复。

【护理】

（一）术前护理

1.心理准备：与患者及家属进行充分沟通，解释手术的必要性和安全性，缓解患者的焦虑和恐惧情绪。

2.身体准备：进行全面的身体检查，包括腹部超声检查、核磁共振检查或CT检查等，以明确肿瘤的性质、位置和大小。同时，进行心电图检查、抽血化验凝血功能等常规检查。

3.饮食调整：术前一天晚上应进食清淡易消化的食物，避免辛辣刺激性食物，以减少肠道负担。术前8h需禁食，术前4h禁水。

4.其他准备：如皮肤准备（保持清洁，特别是脐部）、肠道准备（术前晚用生理盐水灌肠）等。同时，患者需穿着便于穿脱的衣物，以方便术后恢复。

（二）术后护理

1.生命体征监测：密切观察患者的生命体征变化，包括心率、血压、呼吸等，如有异常情况及时处理。

2.疼痛管理：术后患者可能会感到疼痛，医护人员应根据患者情况给予止痛处理，并指导患者采取正确的体位和呼吸方式以减轻疼痛。

3.饮食护理：术后初期需禁食，待排气后方可进食流质食物，并逐渐过渡到半流质和普食。饮食应以清淡、易消化、富含营养为主，避免辛辣、油腻、刺激性食物。

4.活动指导：鼓励患者术后早期活动，以促进肠蠕动和血液循环，防止肠粘连和血栓形成。但需注意避免剧烈运动和重负荷活动。

5.创口护理：保持创口清洁干燥，定期更换敷料，避免感染。同时，需注意观察创口愈合情况，如有异常应及时就医。

（三）并发症的护理

1.感染护理：密切观察患者的体温变化，如有发热、红肿、疼痛等感染症状，应及时给予抗生素治疗，并保持创口清洁干燥。

2.出血护理：术后应密切观察患者的阴道流血情况，如有大量或持续出血，应及时通知医生处理。

3.脏器粘连护理：鼓励患者术后早期活动，以促进肠蠕动和血液循环，防止肠粘连和血栓形成。对于已经出现脏器粘连的患者，应根据具体情况制订相应的治疗方案。

【健康教育】

1.疾病知识教育：向患者及家属讲解卵巢良性肿瘤的病因、症状、诊断方法及治疗手段，加深患者对疾病的认识和了解。

2.生活方式指导：建议患者保持规律作息、健康饮食、适量运动等良好的生活习惯。同时，避免接触有害物质，如辐射、化学物质等。

3.心理调适指导：鼓励患者保持乐观积极的心态，避免对疾病产生恐惧、焦虑等消极情绪。家属应给予患者更多的关爱和支持，帮助患者树立战胜疾病的信心。

4.定期复查：强调定期复查的重要性，以便及时发现并处理并发症或肿瘤复发情况。复查项目可能包括妇科检查、超声检查等。

5.用药指导：对于需要药物治疗的患者，应详细解释药物的用法用量、注意事项及可能出现的副作用，确保患者正确用药。

第三节 宫颈上皮内瘤变患者护理与健康教育

【概述】

宫颈上皮内瘤变（Cervical Intraepithelial Neoplasia，CIN）是与宫颈浸润癌密切相关的一组子宫颈病变，常发生于25~35岁女性。大部分低级别CIN可自然消退，但高级别CIN具有癌变潜能，可能发展为浸润癌，被视为癌前病变。

（一）术前护理

1.心理准备：宫颈上皮内瘤变属于癌前病变，如果未及时治疗，可能会发展为宫颈癌。因此，患者可能会有焦虑、恐惧等情绪。医护人员应给予患者心理支持，解释手术的必要性和安全性，缓解患者的紧张情绪。

2.饮食准备：术前需保持清淡饮食，避免食用过于辛辣、刺激的食物。术前6~8h需禁食，以防止手术过程中出现呕吐、误吸等风险。

3.药物准备：术前需遵医嘱使用抗生素类药物预防感染，如头孢克肟、阿莫西林等。同时，对于合并有其他疾病的患者，如高血压、糖尿病等，需继续服用相关药物，以控制病情。

4.生活准备：术前1周应禁止性生活，避免冲洗或灌洗阴道。若存在吸烟史，则需戒烟。此外，还须完善相关检查，如血常规检查、凝血功能检查等，以评估患者的手术耐受性。

（二）术后护理

1.生命体征监测：术后需密切观察患者的生命体征变化，包括心率、血压、呼吸等，及时发现并处理异常情况。

2.伤口护理：保持伤口干燥清洁，定期更换敷料，避免感染。同时，需注意观察伤口的愈合情况，如有红肿、渗液等感染迹象，应及时通知医生处理。

3.饮食护理：术后初期需禁食，待排气后方可进食流质食物，并逐渐过渡到半流质和普食。饮食应以清淡、易消化、富含营养为主，避免辛辣、油腻、刺激性食物。

4.活动指导：鼓励患者术后早期下床活动，以促进肠蠕动和血液循环，防止肠粘连和血栓形成。但需注意避免剧烈运动和重负荷活动。

5.疼痛管理：术后患者可能会感到疼痛，医护人员应根据患者情况给予止痛处理，并指导患者采取正确的体位和呼吸方式以减轻疼痛。

（三）并发症护理

1.出血护理：术后需密切观察患者的阴道出血情况，如有大量出血或持续出血，应及时通知医生处理。

2.感染护理：保持伤口和外阴的清洁卫生，定期更换内裤和卫生巾。如有发热、红肿、疼痛等感染症状，应及时给予抗生素治疗。

3.宫颈黏连护理：为防止宫颈粘连，手术结束时可在宫颈管放置碘伏纱条，2周后门诊随诊时取出。手术后嘱患者按时阴道冲洗，每周2次，共2周。

【健康教育】

1.疾病知识教育：向患者及家属讲解宫颈上皮内瘤变的病因、症状、诊断方法及治疗手段，加深患者对疾病的认识和了解。

2.生活方式指导：建议患者保持健康的生活方式，包括均衡饮食、适量运动、充足睡眠等。同时，避免吸烟、饮酒等不良习惯，以及不洁性生活。

3.定期复查：强调定期复查的重要性，以便及时发现并处理并发症或病情复发情况。复查项目可能包括宫颈细胞学检查、HPV病毒检测等。

4.心理调适指导：鼓励患者保持乐观积极的心态，避免对疾病产生恐惧、焦虑等消极情绪。家属应给予患者更多的关爱和支持，帮助患者树立战胜疾病的信心。

第四节　子宫内膜息肉患者护理与健康教育

【概述】

子宫内膜息肉（Endometrial Polyps）是一种常见的妇科疾病，是由于子宫内膜局部过度生长而形成的肿物。这些息肉可以是单发或多发，大小不等，通常会引起异常子宫出血、不孕等症状。现代医学研究大多认为子宫内膜息肉的发生与雌激素水平过高、炎症刺激等因素有关。

（一）术前护理

1.心理护理：向患者解释手术的目的、过程和预期效果，缓解患者的焦虑和紧张情绪。

2.饮食调整：术前应保持清淡饮食，避免食用辛辣刺激性食物，有助于减少手术过程中的不适。

3.生活准备：术前应禁止性生活，避免阴道冲洗或上药，以减少手术感染的风险。同时，应做好个人卫生，保持外阴清洁干燥。

4.完善检查：术前应完善相关检查，如血常规、凝血功能、心电图等，以评估患者的手术耐受性。

（二）术后护理

1.生命体征监测：术后应密切观察患者的生命体征变化，如血压、心率、呼吸等，确保患者安全。

2.伤口护理：虽然子宫内膜息肉手术通常创伤较小，但仍需保持伤口清洁干燥，避免感染。

3.饮食调整：术后应逐渐恢复正常饮食，多吃富含蛋白质、维生素等营养物质的食物，以促进伤口愈合和身体恢复。避免食用辛辣刺激性食物和生冷食物。

4.活动指导：术后应适当休息，避免剧烈运动和重体力劳动。随着身体的恢复，可以逐渐增加活动量。

5.定期复查：术后应遵医嘱定期到医院进行复查，了解恢复情况并及时处理任何不适症状。

（三）并发症护理

1.感染护理：术后应密切观察患者的体温、伤口情况等指标，如发现感染迹象应及时给予抗生素治疗。

2.出血护理：术后应密切观察患者的阴道出血情况，如发现异常出血应及时通知医生处理。

【健康教育】

1.疾病知识教育：向患者及家属讲解子宫内膜息肉的病因、症状、诊断方法和治疗手段等基本知识，加深患者及家属对疾病的认识和了解。

2.生活方式指导：建议患者保持健康的生活方式，包括均衡饮食、适量运动、充足睡眠等，避免过度劳累和精神紧张，保持良好的心态。

3.用药指导：对于需要药物治疗的患者，应详细解释药物的用法、用量和注意事项，确保患者正确用药。

4.预防复发：告知患者子宫内膜息肉有复发的可能性，因此应遵医嘱定期复查，及时发现并处理复发情况。同时，注意个人卫生和性生活卫生，减少炎症刺激和感染的风险。

第五节　宫颈癌患者护理与健康教育

【概述】

宫颈癌（Cervical Cancer），是最常见的妇科恶性肿瘤，其高发年龄为50～55岁。流行病学调查发现本病与人乳头状瘤病毒（HPV）感染、吸烟、性生活过早（<16岁）、性生活不洁、经济状况低下和免疫抑制等因素相关。

（一）术前护理

1.心理护理：消除患者的紧张情绪，家属和医护人员应给予患者关怀、安慰和鼓励，解释手术的必要性和重要性，帮助患者树立战胜疾病的信心。

2.营养支持：术前尽可能补充营养，提高患者对麻醉和手术的耐受性。

3.个人卫生：注意口腔卫生，早晚刷牙，饭前漱口，避免术后肺部感染等并发症。

4.术前准备：包括皮肤清洁、剔除手术区毛发、阴道冲洗等。术前应禁食禁水，并按医嘱进行灌肠或服用泻药等特殊肠道准备。

（二）术后护理

1.生命体征监测：术后6h内需对患者进行实时监测，观察血压、脉搏、呼吸、心率以及血氧饱和度等指标是否正常。

2.伤口护理：观察腹部伤口有无渗血情况，保持引流管通畅，避免逆行性感染。

3.个人卫生：保持外阴部清洁卫生，每天进行外阴和导尿管护理，避免伤口周围接触污染。

4.活动与锻炼：患者在辅助下进行翻身和适当活动，给予患者按摩四肢避免形成血栓。术后尽早下床活动，增加肠蠕动，防止肠粘连。

5.饮食护理：术后6h内禁食，肛门排气后进流食，逐渐过渡到半流质和普通饮食，饮食需以清淡、易消化及富含蛋白质、纤维素、维生素和铁质的食物为主。

（三）并发症护理

1.肺部并发症：术前训练深呼吸和有效咳嗽，术后鼓励早期活动，增加肺通气量，避免肺泡萎缩及分泌物积聚。

2.尿潴留：术前进行肛门及阴道肌肉的缩紧与舒张练习，术后留置尿管并进行膀胱功能训练。

3.膀胱感染：鼓励患者多饮水，保持尿管清洁，及时更换尿袋，观察体温变化。

4.静脉血栓：协助患者双下肢活动，抬高下肢，促进静脉血液回流，预防下肢静脉血栓的形成。

【健康教育】

1.疾病认知：向患者普及宫颈癌的相关知识，包括发病原因、症状、治疗方法及预后等，增强患者的防病意识。

2.生活方式调整：建议患者注意个人卫生，了解性健康知识。

3.定期筛查：强调定期进行宫颈癌筛查的重要性，以便早期发现、早期诊断和早期治疗。

4.心理支持：鼓励患者保持积极乐观的心态，积极配合医生的治疗。

5.康复指导：指导患者进行合理的饮食、休息和活动安排，促进身体康复。同时，提醒患者注意随访和复查，及时发现并处理异常情况。

第六节　子宫内膜癌患者护理与健康教育

【概述】

子宫内膜癌（Endometrial Cancer）又称为子宫癌，是妇科常见的恶性肿瘤，是女性三大恶性肿瘤之一，发病率仅次于宫颈癌。本病镜下可分为腺癌、鳞癌、透明细胞癌，其中以腺癌为主，多见于老年女性。腺癌生长较缓慢，转移也较晚，但是，一旦蔓延至子宫肌层或子宫外，其预后极差。

（一）术前护理

1.心理护理：患者在手术前容易出现恐惧、抑郁、焦虑等不良情绪。因此，医护人员应与患者充分沟通，解释手术的必要性和安全性，帮助患者缓解心理压力，保持良好的心态。

2.饮食护理：患者术前应保持清淡饮食，避免食用高脂肪、高糖、辛辣刺激性食物。对于肥胖的患者，建议术前控制体重，适当进行运动。

3.个人卫生：患者在手术前应注意保持良好的个人卫生，勤洗澡、勤换洗衣物，特别是外阴部的清洁，以避免术后感染。

4.术前准备：患者需要完善相关检查，如血常规、凝血功能、心电图等，以评估身体状况。同时，还需进行阴道分泌物检查，明确是否存在阴道炎症。如果存在阴道炎症，则需要在医生指导下进行抗感染治疗。

5.用药护理：对于有糖尿病、高血压等基础疾病的患者，术前需要控制血糖和血压，遵医嘱按时服药。同时，术前还需要遵医嘱使用抗生素药物进行抗感染治疗。

（二）术后护理

1.生命体征监测：术后需密切观察患者的生命体征，包括血压、脉搏、呼吸、心率等，以确保患者的安全。

2.饮食护理：术后患者饮食应以清淡、易消化为主，避免食用辛辣刺激性食物。同时，要保证充足的营养摄入，以促进伤口愈合和身体恢复。

3.切口护理：保持手术部位干燥、清洁，定期更换敷料，并按医生建议进行伤口消毒。注意观察伤口有无红肿、渗液等感染迹象。

4.活动与休息：患者术后需要充足的休息时间，避免剧烈运动和重体力劳动。同时，适当进行床上活动或下床活动，以促进身体机能恢复。

5.心理关怀：术后患者可能会出现焦虑、抑郁等情绪问题，医护人员和家属应给予患者充分的心理支持和关怀，帮助其尽快恢复身体和心理健康。

（三）并发症护理

1.出血：术后需密切观察患者有无阴道流血情况，如有大量阴道流血应立即就医处理。

2.感染：术后患者易发生感染，特别是切口感染和尿路感染。因此，需加强切口护理和会阴部清洁，同时鼓励患者多饮水、勤排尿以预防尿路感染。

3.静脉血栓：鼓励患者尽早下床活动，促进血液循环，预防静脉血栓的形成。对于长期卧床的患者，可给予下肢按摩或采取弹力袜等措施预防静脉血栓。

【健康教育】

1.疾病认知：向患者普及子宫内膜癌的相关知识，包括发病原因、症状、治疗方法及预后等，增强患者的防病意识。

2.生活方式调整：建议患者保持健康的生活方式，包括合理饮食、适量运动、戒烟限酒等。同时，避免长期单独应用雌激素，控制体重。

3.定期筛查：强调定期进行妇科检查的重要性，以便早期发现、早期诊断和早期治疗子宫内膜癌。特别是对于有高危因素的女性，如肥胖、糖尿病、高血压等患者，更应增加筛查频率。

4.心理支持：鼓励患者保持积极乐观的心态面对疾病和治疗过程中的挑战。家属和医护人员应给予患者充分的关爱和支持，帮助其建立战胜疾病的信心。

第七节 卵巢恶性肿瘤患者护理与健康教育

【概述】

卵巢恶性肿瘤（Ovarian Cancer）是妇科恶性肿瘤中死亡率最高的肿瘤。虽然近年来无论在卵巢恶性肿瘤的基础研究还是临床诊治方面均取得最大的进展，但遗憾的是其5年生存率在30%左右，提高仍不明显。

（一）术前护理

1.心理护理：由于手术属于创伤性操作，患者术前可能出现紧张焦虑情绪，家属和医护人员应给予患者充分的关心与安慰，帮助其树立战胜疾病的信心。

2.饮食调整：术前饮食应以清淡、易消化、高蛋白、高维生素为主，避免食用辛辣刺激性食物，以免增加肠道负担。同时，根据手术时间安排禁食禁水。

3.个人卫生：术前应保持良好的个人卫生，特别是外阴部的清洁，以避免术后感染。

4.术前准备：完善术前检查，如血常规、凝血功能、心电图、腹部超声、核磁共振或CT等，以评估患者身体状况和明确手术时机。同时，遵医嘱进行阴道冲洗、挤部护理等术前准备。

（二）术后护理

1.生命体征监测：术后密切监测患者的生命体征，包括血压、脉搏、呼吸、心率等，确保患者安全。

2.伤口护理：保持伤口干燥、清洁，定期更换敷料，并按医生建议进行伤口消毒。注意观察伤口有无红肿、渗液等感染迹象。

3.饮食护理：术后饮食应遵循循序渐进的原则，从流质饮食逐渐过渡到半流质饮食和普通饮食。饮食应以高蛋白、高维生素、易消化的食物为主，避免食用辛辣刺激性食物。

4.活动与休息：术后患者需充分休息，避免剧烈运动和重体力劳动。在医护人员指导下进行床上翻身和早期下床活动，以促进身体恢复和预防并发症。

5.管道护理：对于留置尿管和腹腔引流管的患者，需保持管道通畅，避免扭曲、受压、折叠、脱落。同时，注意观察引流液的颜色、质量和性质。

（三）并发症护理

1.感染：术后患者易发生感染，特别是肺部感染和尿路感染。因此，需加强呼吸道管理和会阴部清洁，鼓励患者咳嗽、咳痰和多饮水、勤排尿。如有感染迹象，及时使用抗生素治疗。

2.静脉血栓：鼓励患者尽早下床活动，促进血液循环，预防静脉血栓的形成。对于长期卧床的患者，可给予下肢按摩或采取弹力袜等措施预防静脉血栓。

3.其他并发症：如肠梗阻、肠粘连等，需根据具体情况进行相应护理和治疗。

【健康教育】

1.疾病认知：向患者普及卵巢恶性肿瘤的相关知识，包括发病原因、症状、治疗方法及预后等，增强患者的防病意识。

2.生活方式调整：建议患者保持健康的生活方式，包括合理饮食、适量运动、戒烟限酒等。同时，避免长期接触有害物质和保持良好的心态。

3.定期随访：强调定期随访的重要性，以便及时发现和处理复发或转移等情况。根据医生建议进行血常规、肿瘤标志物、影像学检查等复查项目。

4.心理支持：鼓励患者保持积极乐观的心态面对疾病和治疗过程中的挑战。家属和医护人员应给予患者充分的关爱和支持，帮助其树立战胜疾病的信心。

第八节 外阴癌患者护理与健康教育

【概述】

外阴癌（Vulvar Cancer）以外阴鳞状上皮癌为最常见，多发生于绝经后妇女，其中以原发性鳞状上皮癌为主，继发性恶性肿瘤少见。

（一）术前护理

1.心理护理：外阴癌患者由于发病部位的隐私性，常存在较大的心理负担。医护人员应以亲切耐心的态度回答患者的询问，消除其紧张情绪，增强患者战胜疾病的信心。

2.饮食调整：术前患者应保持清淡、易消化、高蛋白、高维生素的饮食，避免食用辛辣、刺激性食物。对于贫血患者，术前应予以纠正，注意输血。

3.个人卫生：术前患者应保持良好的个人卫生习惯，特别是外阴部的清洁，以降低术后感染的风险。医护人员会指导患者进行阴道冲洗等清洁步骤。

4.术前准备：患者需完成一系列术前检查，如血、尿、粪常规，肝、肾功能，血糖、血脂等，以评估身体状况。同时，术前还需对阴道、肠道、皮肤进行准备，如使用抗菌药物冲洗阴道、保持皮肤清洁等。

（二）术后护理

1.生命体征监测：术后密切监测患者的生命体征，包括血压、脉搏、呼吸、心率等，确保患者安全。

2.伤口护理：保持伤口干燥、清洁，定期更换敷料，并按医生建议进行伤口消毒。注意观察伤口有无红肿、渗液等感染迹象。

3.引流管护理：对于留置引流管的患者，需保持引流管通畅，避免扭曲、受压、折叠、脱落。同时，观察引流物的量、性状等，以判断病情恢复情况。

4.饮食护理：术后饮食应遵循循序渐进的原则，从流质饮食逐渐过渡到半流质饮食和普通饮食。饮食应以高蛋白、高维生素、易消化的食物为主，以促进伤口愈合和身体恢复。

5.活动与休息：术后患者需充分休息，避免剧烈运动和重体力劳动。在医护人员指导下进行床上翻身和早期下床活动，以促进身体恢复和预防并发症。

（三）并发症护理

1.切口感染及坏死：术后应密切观察切口情况，如发现感染或坏死迹象，应及时处理，如切除坏死组织、清创换药等。

2.淋巴囊肿：术后引流及加压包扎是预防淋巴囊肿的有效措施。如发现淋巴囊肿形成，应及时处理以避免感染。

3.蜂窝织炎及淋巴管炎：这两种并发症常由感染引起，表现为高烧、头痛、寒战、皮肤出现发红、肿、痛等。一旦发现应及时使用抗生素治疗。

4.神经损伤：术中可能损伤生殖神经。如发现神经损伤迹象，应及时修补并给予相应的护理和治疗。

【健康教育】

1.疾病认知：向患者普及外阴癌的相关知识，包括发病原因、症状、治疗方法及预后等，增强患者的防病意识。

2.生活方式调整：建议患者保持健康的生活方式，包括合理饮食、适量运动、戒烟限酒等。同时，避免长期接触有害物质和保持良好的心态。

3.定期复查：强调定期复查的重要性，以便及时发现和处理复发或转移等情况。根据医生建议进行血常规、肿瘤标志物、影像学检查等复查项目。

4.心理支持：鼓励患者以积极乐观的心态面对疾病和治疗过程中的挑战。家属和医护人员应给予患者充分的关爱和支持，帮助其树立战胜疾病的信心。

第九节　功能失调性子宫出血患者护理与健康教育

【概述】

功能失调性子宫出血（Dysfunctional Uterine Bleeding，DUB）是指由于生殖内分泌轴功能紊乱，而非生殖器官及全身器质性病变所引起的异常子宫出血。通常表现为月经周期不规律、经量过多、经期延长或不规则出血。

（一）术前护理

1.评估与准备：在手术前，医护人员会对患者进行全面的身体评估，包括病史询问、体格检查、实验室检查和影像学检查等。同时，患者需作好术前准备，如禁食禁水、皮肤清洁、更换手术衣等。

2.心理护理：术前患者常存在焦虑、恐惧等心理问题。医护人员需与患者进行有效沟通，解释手术目的、过程及预后，缓解其紧张情绪。

3.饮食与营养：术前患者需保持清淡、易消化、高营养的饮食，避免食用刺激性食物。对于贫血患者，术前应予以纠正贫血，必要时输血。

（二）术后护理

1.生命体征监测：术后密切监测患者的生命体征，包括血压、脉搏、呼吸、体温等，确保患者安全。

2.伤口护理：保持伤口清洁、干燥，定期更换敷料，观察伤口有无红肿、渗液等感染迹象。

3.疼痛管理：术后患者可能会出现不同程度的疼痛。医护人员需评估患者疼痛程度，给予合适的镇痛药物和物理疗法。

4.活动与休息：术后患者需充分休息，避免剧烈运动和重体力劳动。在医护人员指导下进行早期下床活动，以促进身体恢复。

（三）并发症护理

1.感染：术后感染是常见的并发症之一。医护人员需密切观察患者体温、伤口情况等指标，及时给予抗生素治疗。

2.贫血：长期功能失调性子宫出血可能导致患者贫血，术后需继续纠正贫血，必要时给予输血治疗。

3.凝血功能障碍：部分患者可能存在凝血功能障碍的风险。医护人员需监测患者凝血功能指标，及时处理异常情况。

【健康教育】

1.疾病认知：向患者普及功能失调性子宫出血的相关知识，包括发病原因、症状、治疗方法及预后等，增强患者的防病意识。

2.生活方式调整：建议患者保持健康的生活方式，包括合理饮食、适量运动、戒烟限酒等。同时，避免过度劳累和精神紧张，保持良好的心态。

3.用药指导：向患者解释所用药物的作用、用法、用量及注意事项等，确保患者正确用药。对于使用性激素类药物治疗的患者，需特别强调按时按量服药的重要性。

4.定期复查：强调定期复查的重要性，以便及时发现和处理复发或并发症等情况。根据医生建议进行血常规、性激素检查、超声检查等复查项目。

第十节　高催乳素血症患者护理与健康教育

【概述】

高催乳素血症（Hyperprolactinemia），是指由多种原因导致外周血清催乳素（PRL）水平持续高于正常值的一种病理状态。催乳素是由垂体前叶腺嗜酸细胞分泌的一种蛋白质激素，其生理作用广泛，主要包括促进乳腺发育及乳汁的生成与分泌，在女性怀孕后期及哺乳期，垂体催乳素分泌旺盛，以促进乳腺发育与泌乳。同时，催乳素还具有一定的促黄体作用，能通过调节免疫系统、渗透压平衡和血管生成来维持体内环境的稳定。在男性中，在睾酮存在的条件下，催乳素促进前列腺及精囊腺的生长，还可以增强促黄体素对间质细胞的作用，使睾酮的合成增加。正常女性PRL水平通常低于25 ng/mL，不同检测方法和仪器的参考范围会有所差异，具体需参考化验单报告。

【护理】

（一）术前护理

1.心理护理：为了保持平稳的情绪状态，避免陷入紧张和恐惧等负面情绪之中，可以采取一些有效的策略，比如聆听舒缓的音乐或者沉浸在书籍的世界里，这些方法可以帮助患者转移注意力，从而减轻心理压力。同时，鼓励患者了解与疾病相关的知识，对治疗过程有一个清晰的认识和理解，有助于患者建立治疗的信心，进一步减轻心理上的负担。

2.术前准备：为了确保诊断的准确性，需要进行一系列的检查来完善诊断过程。这包括但不限于血清催乳素水平的检测，通过血液样本分析来评估催乳素的水平。此外，影像学检查，特别是磁共振成像（MRI），对于观察脑部结构和功能异常，以及确定可能的肿瘤或其他病变位置至关重要。这些检查有助于明确病因和病情的严重程度。在治疗过程中，患者应严格遵照医生的指导，停用可能会影响催乳素水平的药物，例如某些抗精神病药物和抗抑郁药物，因为这些药物可能会干扰催乳素的正常分泌。此外，术前的准备工作也非常重要，包括禁食和禁水，以确保手术的安全进行。同时，保持充足的睡眠对于身体的恢复和准备手术同样重要。最后，采取适当的预防措施来避免感染的发生，这对于确保手术成功和减少术后并发症的风险是必不可少的。

3.饮食指导：在日常饮食中，应当注重饮食的清淡，尽量避免食用那些辛辣刺激性的食物，例如辣椒、生鱼片以及肥肉等。这些食物可能会对肠胃造成不必要的刺激，影响消化系统的健康。与此同时，我们还应该增加优质蛋白的摄入量，比如选择瘦肉、鸡蛋和牛奶等富含蛋白质的食物。此外，为了保证营养均衡，建议多吃新鲜的蔬菜和水果，例如菠菜、苹果等，它们富含各种维生素和矿物质，对身体健康大有裨益。

（二）术后护理

1.病情观察

（1）在对患者进行护理和观察的过程中，密切监测其生命体征是至关重要的。这包括对体温、血压、心率等关键指标的持续跟踪和记录。体温的波动可能预示着感染或其他健康问题的存在；血压的异常变化可能指示着循环系统的问题；心率的不规则或过快、过慢都可能是心脏功能异常的信号。此外，还应仔细观察患者是否出现头痛、高热、呼吸困难等临床症状，这些都可能是严重健康问题的早期迹象。通过这些细致的观察，医护人员可以及时发现患者的潜在问题，并采取相应的治疗措施，以确保患者的安全和健康。

（2）密切观察伤口区域，检查是否有血液或体液渗出。务必确保伤口保持在清洁和干燥的状态，以预防可能发生的感染情况。

2.疼痛管理

（1）在对患者进行疼痛程度的评估之后，应根据医生的指导和医嘱，给予适当的止痛药物治疗。常用的止痛药物包括双氯芬酸钠以及缓释吗啡制剂等，这些药物能够有效地帮助患者减轻疼痛感，提高其生活质量。

（2）除了药物治疗之外，还可以通过一些非药物的方法来帮助患者缓解疼痛。例如，患者可以通过聆听轻松的音乐、进行深呼吸练习等方式来减轻身体的不适。在疼痛较为严重或持续不减的情况下，可能需要采取心理干预措施，如心理咨询或行为疗法，以帮助患者更好地应对疼痛，减少其对患者心理和生理的负面影响。

3.活动与休息

（1）在手术之后，患者应该特别注意休息，尽量避免进行任何剧烈的体育活动，这些活动可能会对伤口造成不必要的刺激和影响。

（2）随着身体恢复情况的逐渐好转，患者可以适度地增加一些活动量，例如散步、慢跑等，这些活动有助于促进身体的康复过程。

（三）并发症护理

1.垂体功能减退：通过定期监测和检查甲状腺功能以及肾上腺功能，可以及时发现身体中的激素水平是否正常。一旦检测到激素水平异常，应立即采取措施补充相应的激素，以维持身体的正常运作。这样的预防措施对于避免垂体危象的发生至关重要，因为垂体危象是一种严重的内分泌系统紧急情况，它可能对患者的生命安全构成威胁。因此，对于那些有潜在风险的人群，如垂体疾病患者，定期的激素水平监测和及时的激素补充治疗是必不可少的。

2.脑脊液鼻漏：在进行鼻腔流液的观察时，应保持患者的头部处于高位，以减少鼻腔液体的倒流。同时，避免患者用力擤鼻涕或咳嗽。

第十一节　产前一般护理与健康教育

【入院接待】

1.护理人员协助孕妇办理入院手续，通知主管医生及责任护士。

2.填写入院病历，测量生命体征、身高、体重及胎心并记录，为孕妇及家属做入院宣教。

3.临产孕妇由护士护送至产房待产。

4.协助更换病员服，熟悉病房环境。

【护理】

（一）一般状况

1.每日监测生命体征。

2.给予孕妇入院评估，如有异常及时通知医生，给予相应处理。

3.遵医嘱给予相应治疗。

4.心理评估。

（二）专科状况

1.左侧卧位，自数胎动。

2.按时监测胎心并作好记录、胎心监护。

3.观察孕妇临产先兆（宫缩、见红、胎膜早破）。

4.每周监测体重1次。

5.督促孕妇每日自数胎动，每日3次，如有异常及时通知医护人员。

6.教会孕妇出现宫缩、阴道流水、流血及时告知医护人员。

7.作好疼痛评估，根据宫缩疼痛情况进行阴道检查。

【健康教育】

1.饮食指导：普通饮食。

2.活动与休息：孕妇卧床时宜左侧卧位，以增加胎盘供血。

3.自我监护：自数胎动的方法及意义。

（1）胎动计数方法：每天早、中、晚固定时间各数1h，每小时3～5次，也可将早、中、晚3次胎动次数的和乘4，即为12h的胎动次数。如12h胎动达30次以上，反映胎儿情况良好，少于20次，说明胎儿异常，如果胎动少于10次，则提示胎儿宫内缺氧。

（2）数胎动的意义：数胎动是孕妇自我监护胎儿情况的一种简易的手段。在缺氧早期，胎儿躁动不安，表现为胎动明显增加，当缺氧严重时，胎动减少减弱甚至消失，胎动消失后，胎心一般在24～48h内消失。孕妇自28周开始应自数胎动。

4.踝泵运动的方法及意义

（1）背伸踝关节运动：仰卧或者坐位在床上，伸直膝关节，大腿放松，然后缓慢地在没有疼痛或者只有轻微疼痛的限度之内，尽最大限度地勾脚尖（向上勾脚，让脚尖朝向自己），确保在最大承受范围内保持至少10s。

（2）跖屈踝关节运动：仰卧或者坐位在床上，伸直膝关节，大腿放松，然后缓慢地在没有疼痛或者只有微微疼痛的限度之内，尽最大限度地向下踩（让脚尖向下），确保在最大承受范围内保持至少10s。

（3）踝关节环绕运动。

（4）以上（1）、（2）、（3）为一组运动，10～20组/次/h（除去睡眠时间），100～200组/d。目的：预防下肢静脉血栓。

5.告知孕妇临产的征兆：如出现血性阴道分泌物或规律宫缩（间歇5～6min，持续30s）则为临产，及时告知医护人员；若阴道突然大量液体流出，嘱孕妇平卧，及时通知医护人员。

第十二节　第一产程护理与健康教育

【概述】

第一产程，也称为宫颈扩张期，是指从规律性宫缩（5~6min/次，持续约30s）开始，一直到子宫颈口开全（10cm）的过程。初产妇这一过程通常需要10~12h，而经产妇可能只需6~8h。在这一阶段，子宫收缩力逐渐增强，宫口逐渐扩张，胎头逐渐下降，直至宫口完全打开，准备迎接新生命的到来。

【护理】

在第一产程中，护理的重点是确保产妇的生理和心理状态良好，为后续的分娩过程作好准备。具体护理内容如下。

1.监测生命体征：包括体温、脉搏、呼吸和血压等，确保产妇的生命体征平稳。

2.观察宫缩情况：通过手感或仪器监测宫缩的强度、频率和持续时间，评估产程进展。

3.观察宫口扩张和胎头下降：通过肛门检查或阴道检查了解宫口扩张程度和胎头下降情况，判断产程是否正常。

4.饮食护理：鼓励产妇少量多次进食高热量、易消化的食物，如粥、面条、鸡蛋羹等，确保产妇有足够的体力和精力应对分娩。

5.活动与休息：在宫缩不强且未破膜的情况下，鼓励产妇在室内适当走动，以促进宫口扩张和胎头下降。同时，要保证产妇有足够的休息时间，尤其是在宫缩间隙期，以保存体力。

6.排尿与排便护理：鼓励产妇每2~4h排尿一次，避免膀胱过度充盈影响子宫收缩及胎头下降。如有需要，可进行导尿。对于初产妇宫口扩张小于4cm、经产妇小于2cm时，可进行温肥皂水灌肠，以清洁肠道并刺激宫缩。

7.清洁卫生：协助产妇洗脸、洗手、更衣、换床单等，保持身体清洁舒适。同时，要注意会阴部的清洁消毒，防止感染。

【健康教育】

在第一产程中，健康教育也是不可或缺的一部分。通过健康教育，可以增强产妇的自信心和配合度，促进产程的顺利进行。

1.分娩知识教育：向产妇解释分娩过程、可能出现的情况以及应对方法，让产妇对分娩有充分的了解和准备。

2.疼痛管理教育：指导产妇如何正确呼吸、放松肌肉以减轻宫缩疼痛。同时，鼓励产妇表达疼痛感受，给予情感支持。

3.心理准备教育：帮助产妇克服紧张和焦虑情绪，保持积极的心态迎接新生命的到来。可以通过深呼吸、冥想等方法帮助产妇放松身心。

4.配合医护人员教育：教育产妇如何与医护人员密切配合，如正确用力、听从指导等，以确保分娩过程的顺利进行。

5.产后恢复教育：向产妇介绍产后恢复的相关知识，包括饮食调理、身体锻炼、心理调适等方面，帮助产妇更好地恢复身体健康。

第十三节　第二产程护理与健康教育

【概述】

第二产程又称胎儿娩出期。从宫口开全到胎儿娩出。初产妇约需1~2h；经产妇一般数分钟即可完成，也有长达1h者。

【护理】

1.监测生命体征

（1）对于产妇，应监测血压、心率以及精神状态等，确保产妇生命体征平稳。

（2）对于胎儿，应严密监测胎心，及时发现胎心异常并采取相应措施。

2.观察产程进展

（1）观察宫缩的频率和强度，以及胎儿下降和娩出的情况。

（2）适时进行阴道检查，评估宫口扩张和胎头下降程度。

3.指导产妇用力

（1）教会产妇正确使用腹压，配合宫缩节奏屏气用力，以加速产程进展。

（2）在胎儿头部即将娩出时，指导产妇避免过度用力，以免导致会阴撕裂。

4.接产准备

（1）做好外阴清洁和消毒工作，准备好接产所需的物品和设备。

（2）评估是否需要行会阴切开术，以减少会阴撕裂的风险。

5.新生儿护理

（1）胎儿娩出后，立即清理呼吸道分泌物，确保呼吸道通畅。

（2）进行阿普加评分（Apgar），评估新生儿有无窒息及窒息的严重程度。

（3）结扎脐带并进行消毒处理，防止感染。

6.预防产后出血：胎儿娩出后，立即注射缩宫素等药物，促进子宫收缩，减少产后出血。

【健康教育】

在第二产程中，健康教育同样重要。通过向产妇及其家属提供科学、全面的健康教育内容，可以增强他们的信心，缓解紧张情绪，促进分娩顺利进行。

1.分娩知识普及

（1）向产妇及家属介绍分娩过程及第二产程的特点和重要性。

（2）解释宫缩、胎头下降等生理现象及应对方法。

2.呼吸与用力技巧指导

（1）指导产妇学习分娩呼吸法，以缓解分娩疼痛并促进胎儿娩出。

（2）教授产妇正确用力的技巧和方法，避免过度用力或用力不当导致的并发症。

3.心理准备与支持

（1）帮助产妇建立自然分娩的信心，缓解紧张和恐惧情绪。

（2）鼓励家属给予产妇情感支持，共同度过这一关键时期。

4.产后注意事项

（1）向产妇及家属介绍产后恢复的相关知识，包括饮食、休息、哺乳等。

（2）强调产后复查的重要性，以便及时发现和处理可能出现的并发症。

第十四节　第三产程护理与健康教育

【概述】

第三产程，也称为胎盘娩出期，是分娩过程中的最后一个阶段，指胎儿娩出后到胎盘娩出这一段时间，通常持续5～15min。这一阶段对母婴的安全和产后恢复至关重要。

【护理】

在第三产程中，护理的核心在于确保胎盘的顺利娩出，并密切关注产妇的生命体征和出血情况，以下是关键的护理要点。

1.观察胎盘剥离征象：密切观察子宫底上升、子宫收缩呈球形、阴道少量流血等胎盘剥离的征象。

2.协助胎盘娩出

（1）当确认胎盘已剥离时，协助产妇轻轻按压子宫底部，帮助胎盘娩出。

（2）避免过度牵拉脐带，以免导致子宫内翻或胎盘残留。

3.检查胎盘完整性

（1）胎盘娩出后，立即检查胎盘是否完整，有无破损或残缺。

（2）如有残留，应及时进行清宫处理。

4.监测生命体征：持续监测产妇的血压、脉搏、呼吸和体温等生命体征，确保产妇状态良好。

5.观察出血情况

（1）密切观察产妇的出血情况，评估出血量及颜色。

（2）如发现异常出血，应立即采取相应措施，如按摩子宫、使用止血药物等。

6.促进子宫收缩：通过按摩子宫、使用宫缩剂等方法，促进子宫收缩，减少产后出血的风险。

【健康教育】

在第三产程中，健康教育同样重要。通过向产妇及其家属提供科学、全面的健康教育内容，可以帮助他们更好地适应母亲角色，促进产后恢复和母婴健康。以下是健康教育的主要内容。

1.产后出血预防知识：向产妇及家属解释产后出血的原因和预防措施。

2.母乳喂养指导

（1）鼓励产妇进行母乳喂养，并传授正确的哺乳姿势和方法。

（2）解释母乳喂养的好处，如增强婴儿免疫力、促进母婴情感交流等。

3.产后恢复指导

（1）指导产妇合理安排饮食，摄入足够的蛋白质、维生素和矿物质，以促进身体恢复和乳汁分泌。

（2）鼓励产妇尽早下床活动，有利于恶露排出和子宫复旧。

（3）提醒产妇保持个人卫生，预防感染。

4.新生儿护理知识

（1）向产妇及家属传授新生儿护理知识，如喂养、更换尿布、洗澡等。强调新生儿的安全防护意识，如避免窒息、防止烫伤等。

（2）心理健康支持：关注产妇的心理状态，提供心理支持和辅导，帮助产妇缓解焦虑和抑郁情绪。

（3）鼓励家属给予产妇情感支持，共同应对产后生活中的挑战。

第十五节　正常产后护理与健康教育

【护理】

（一）一般护理

1.保证环境舒适、冷暖适宜、空气新鲜。

2.了解分娩情况，以便重点观察及护理。

3.分别于回病房即刻、30 min、60 min、90 min，120 min按压宫底，观察子宫收缩及阴道流血量并记录，有异常及时报告医师。

4.产后4h内应督促产妇解小便，以免影响子宫收缩而诱发产后出血，如6～8h仍未排尿，可采用诱导排尿，必要时给予导尿。

5.产后生命体征平稳，护士协助产妇下床活动，活动量逐渐增加，避免过度疲劳。

6.指导产妇进食高热量、高蛋白、易消化的清淡食物，哺乳者多饮汤或者按医嘱饮食，忌生冷辛辣食物。

7.协助产妇做好各项生活护理。

8.指导产妇尽早母乳喂养。

9.观察体温变化，如体温超过38℃，应通知医生处理。

（二）会阴护理

1.保持外阴清洁，遵医嘱行每日会阴擦洗并注意观察伤口有无红肿、硬结等异常情况。

2.有侧切伤口者，指导健侧卧位，以保持伤口清洁干燥。

（三）乳房护理

1.初次哺乳前应用温水彻底清洁擦净乳头。

2.哺乳前，洗净双手，清洁乳房及乳头。

3.产后30～60min内开始哺乳，难产者可适当推迟，两侧乳房交替吸吮。

4.产妇及婴儿取舒适卧位。

5.协助和指导乳房胀痛产妇做好乳房按摩，疏通乳腺管。

6.有乳头皲裂者哺乳时应先让新生儿吸吮健侧再吸吮患侧，哺乳后挤出少量乳汁涂于乳头，以促进伤口愈合。

7.如患有乳腺炎疼痛剧烈、发热，酌情哺乳或暂停哺乳，指导产妇如何挤出乳汁。

8.保持心情愉快，合理营养和休息。

【健康教育】

1.母乳喂养知识

（1）优点：母乳是婴儿最理想的天然食品，富含营养物质和免疫物质，有助于婴儿健康成长。

（2）指导：产妇应学会正确的哺乳方法和乳房护理知识。鼓励按需哺乳，即当婴儿感到饥饿或产妇感到乳房胀满时进行哺乳。

2.新生儿护理知识

（1）喂养：新生儿喂养应遵循按需哺乳的原则。同时，要注意保持新生儿皮肤的清洁与干燥，定期更换尿布，预防"尿布"疹。

（2）睡眠与作息：新生儿需要充足的睡眠来促进生长发育。产妇应合理安排新生儿的作息时间，营造一个安静、舒适的睡眠环境。

（3）健康观察：产妇要密切观察新生儿的身体状况，如发现黄疸、发热、呼吸急促等异常症状，应及时就医。同时，要定期带新生儿进行体检，确保健康成长。

3.产后复查与指导

（1）复查：产妇应在产后42天左右进行复查，以了解身体恢复情况。复查内容包括妇科检查、盆底功能评估等，有助于发现潜在问题并及时处理。

（2）指导：医生会根据产妇的复查结果，给予针对性的健康指导。包括如何正确哺乳、如何预防产后并发症等，有助于产妇更好地应对产后生活。

4.心理调适

（1）情绪管理：产妇生产后可能会面临情绪波动、焦虑等问题。要学会正确面对这些情绪，积极寻求家人、朋友的支持和帮助。

（2）放松心情：产妇可以尝试一些放松心情的方法，如听音乐、做瑜伽、冥想等。这些方法有助于缓解压力，促进身心健康。

第十六节　剖宫产患者护理与健康教育

【概述】

剖宫产是一种通过手术切开腹壁和子宫，取出胎儿的分娩方式。它通常用于解决难产、胎儿窘迫等紧急情况，或在某些特定条件下作为选择性分娩方式。

【护理】

（一）术前护理

术前护理是确保剖宫产手术顺利进行的重要环节，主要包括以下内容。

1.术前准备

（1）术前一天尽量进食易消化的食物，术前8h禁食，6h禁水。这是为了防止麻醉过程中发生呕吐和误吸。

（2）术前进行腹部和外阴的清洁备皮，减少手术感染的风险。

（3）术前进行血常规、凝血功能、肝肾功能、心电图等全面检查，以评估产妇的身体状况。

2.心理疏导：护理人员应耐心倾听产妇的担忧和恐惧，用温和、亲切的语言向其解释手术过程的必要性和安全性，以减轻其心理负担。

3.环境准备：确保手术室环境整洁、安静，符合无菌操作要求。

（二）术后护理

术后护理是确保产妇恢复健康的关键阶段，主要包括以下内容。

1.生命体征监测：术后24h内密切监测产妇的生命体征，如血压、心率、呼吸、体温等，以及伤口情况，如有无渗血、红肿等。

2.伤口护理：保持伤口清洁干燥，定期更换敷料，防止感染。指导产妇正确的咳嗽和翻身方法，避免伤口裂开。

3.疼痛管理：使用止痛药物或物理方法缓解产妇的疼痛，提高其舒适度。

4.饮食护理：术后6h内禁食，之后逐渐过渡到流食、半流食和普通饮食。饮食应清淡、易消化、富有营养。

5.活动指导：鼓励产妇尽早下床活动，以促进肠蠕动和身体恢复。活动应循序渐进，避免过度劳累。

【健康教育】

健康教育是剖宫产护理的重要组成部分，旨在提高产妇及其家属的自我护理能力，促进母婴健康。

1.母乳喂养指导：鼓励产妇进行母乳喂养，并传授正确的哺乳姿势和方法。解释母乳喂养的好处，如增强婴儿免疫力、促进母婴情感交流等。

2.产后恢复指导：指导产妇合理安排饮食和休息，避免过度劳累。提醒产妇注意个人卫生，预防感染。

3.新生儿护理知识：向产妇及家属传授新生儿护理知识，如喂养、更换尿布、洗澡等。

4.计划生育指导：告知产妇剖宫产术后应严格避孕一段时间（通常为2年），以避免再次妊娠对子宫造成损伤。

5.心理健康支持：关注产妇的心理健康状态，提供心理支持和辅导。鼓励家属给予产妇情感支持，共同应对产后生活中的挑战。

第十七节　先兆早产患者护理与健康教育

【概述】

先兆早产是指妊娠满28周后至37周前出现有明显规律宫缩（至少10min/次）伴有宫颈管缩短，可诊断为先兆早产。

【护理】

1.卧床休息：先兆早产孕妇需要尽量减少活动，除了必要的上厕所等，建议躺在床上休息，可以采取左侧卧位休息，以增加子宫胎盘的血液循环，减少宫缩。

2.心理护理：先兆早产孕妇常会出现焦虑、害怕、恐惧等情绪反应，家属和护理人员需要耐心倾听其担忧，给予鼓励和支持，让其相信经过治疗和护理可以延长孕周，保障胎儿的安全。同时，孕妇自己也要保持良好地心态，避免精神刺激。

3.观察病情：每隔一段时间测量女性的生命体征，如体温、脉搏、血压等；密切观察女性的宫缩情况、阴道流血、流液等，记录宫缩的频率、强度和持续时间。

4.饮食护理：鼓励先兆早产孕妇多吃高蛋白、高维生素、富含矿物质的易消化食物，如新鲜的蔬菜、水果、瘦肉、鱼类等，保证营养摄入，增强抵抗力。同时，要遵循少食多餐的原则，避免过饱，且多吃纤维素含量高的蔬果帮助排便，防止孕妇因便秘用力过度导致早产。

5.药物护理：对于严重的先兆早产情况，孕妇可能需要服用一些抑制宫缩的药物。此时，家属和护理人员都需要充分了解药物的用法和用量，要定时定量地给孕妇服药，且服药期间要密切观察，一旦有不良反应产生，就要及时就医对症处理。

【健康教育】

1.定期产检：孕妇需要定期进行产前检查，以确定子宫颈长度、宫缩情况和胎儿状态。如果发现子宫颈短缩或宫缩，医生可能会建议孕妇留院观察或住院治疗。

2.控制情绪：孕妇应该保持心情愉快，避免紧张和焦虑，因为情绪不稳定可能会引起宫缩。

3.加强营养：孕妇需要均衡饮食，摄取足够的蛋白质、维生素和矿物质，保证胎儿正常生长发育。

4.预防感染：孕妇要保持外阴清洁，避免阴道检查和操作，同时，也要及时处理好尿路感染等可能引发早产的问题。

5.避免刺激：孕妇应避免刺激乳头及增加腹压的行为，如按揉乳房或腹部、抬举重物、性生活等，以免引起宫缩。

6.预防血栓：长期卧床的孕妇要做踝泵运动，即大腿放松，然后尽量缓慢、用力地做勾脚尖和下踩的运动，并在最大位置保持10s，每小时做5min，可以有效预防下肢静脉血栓的形成。

7.及时就医：如出现宫缩、阴道流水、出血等症状，孕妇应及时告知医护人员并就医处理。

第十八节　妊娠期高血压患者护理与健康教育

【概述】

妊娠期高血压疾病（Hypertensive Disorders of Pregnancy，HDP）是妊娠与血压升高并存的一组疾病，包括妊娠期高血压、子痫前期、子痫、慢性高血压并发子痫前期以及妊娠合并慢性高血压。

【护理】

1.卧床休息：采用左侧卧位，有助于促使组织间液向血管内移动，有助于利尿和降低血压。

2.饮食调理

（1）遵循低盐、低脂、高纤维的饮食原则，控制脂肪和钠的摄入。

（2）增加蔬菜、水果、粗粮等富含纤维的食物摄入，有助于降低血压。

（3）保持饮食均衡，避免暴饮暴食，多吃富含蛋白质和维生素的食物。

（4）对于尿中蛋白流失过多、有低蛋白血症的孕妇，应及时摄入优质蛋白，如牛奶、鱼虾、鸡蛋等。

3.吸氧疗法：每日进行吸氧，以提高血氧分压，改善组织缺氧状况。

4.病情观察：密切观察孕妇的生命体征，如血压、心率、呼吸等，以及有无头痛、视力模糊、上腹部疼痛等症状。同时，注意监测胎动和体重变化。

5.药物治疗：在医生指导下使用降压药物，控制血压在稳定水平。注意药物的不良反应，并按时按量服药。

6.心理护理：妊娠期高血压孕妇容易出现紧张、焦虑等不良情绪，应给予心理支持和疏导，保持其情绪稳定。

【健康教育】

1.疾病认知：妊娠期高血压疾病是孕妇在妊娠20周后可能出现的高血压状况，对母婴健康构成威胁。了解疾病的症状、危害及预防措施，增强孕妇的自我保健意识。

2.生活方式调整：保持规律作息，保证充足的睡眠和休息，避免过度劳累。适度运动，如散步、孕妇瑜伽等，有助于降低血压和改善心肺功能。注意个人卫生，保持体表清洁，预防感染。

3.饮食指导：强调低盐、低脂、高纤维的饮食原则，控制脂肪和钠的摄入。增加蔬菜、水果、粗粮等富含纤维的食物摄入，有助于降低血压。避免暴饮暴食，保持饮食均衡，多吃富含蛋白质和维生素的食物。

4.定期产检：强调定期产检的重要性，以便及时发现并处理妊娠期高血压疾病。教会孕妇自我监测血压和胎动的方法，发现异常及时就医。

5.药物治疗教育：告知孕妇在医生指导下使用降压药物的重要性，不要自行购买或更换药物。强调按时按量服药的必要性，并了解药物的不良反应。

6.产后护理与追踪：告知孕妇在产褥期仍需继续监测血压，以防发生抽搐等并发症。提供心理支持和疏导，帮助孕妇应对产后情绪波动。对于曾患有妊娠期高血压疾病的妇女，再次妊娠时发生妊高征的风险增加，因此应提供计划生育和避孕方法的指导。

第十九节　妊娠期肝内胆汁淤积综合征患者护理与健康教育

【概述】

妊娠期肝内胆汁淤积综合征（Intrahepatic Cholestasis of Pregnancy，ICP），又称妊娠胆汁淤积症，是妊娠中、晚期特有的并发症。它以皮肤瘙痒和胆汁酸升高为特征，主要危害胎儿，使围生儿发病率和死亡率增高。该病对妊娠最大的危害是发生难以预测的胎儿突然死亡，该风险与病情严重程度相关。本病具有复发性，本次分娩后可迅速消失，再次妊娠或口服雌激素避孕药时常会复发。ICP发病率在0.8%～12.0%之间，存在明显的地域和种族差异，中国上海和四川省发病率较高。

【护理】

1.卧床休息：适当卧床休息，取左侧卧位，以增加胎盘血流量，改善胎儿宫内环境。

2.吸氧治疗：给予间断吸氧，提高孕妇和胎儿的供氧量。

3.病情观察：密切观察孕妇的皮肤瘙痒情况、黄疸程度，以及有无其他不适症状如恶心、呕吐、食欲减退等。同时，注意监测胎心、胎动，确保胎儿安全。

4.药物治疗：根据医嘱使用腺苷蛋氨酸、熊去氧胆酸、地塞米松等药物，以缓解瘙痒症状、降低胆汁酸水平、改善肝功能，促进胎儿肺部发育。

5.皮肤护理：保持皮肤清洁，避免搔抓，以防继发感染。可使用具有润滑和止痒作用的洗剂进行局部涂擦止痒。

【健康教育】

1.疾病认知：向孕妇及家属详细介绍ICP的相关知识，包括其病因、症状、危害及预防措施，增强孕妇的自我保健意识。

2.生活方式调整：建议孕妇保持规律作息，保证充足睡眠和休息，避免过度劳累。同时，适度进行孕妇瑜伽等运动，有助于降低血压和改善心肺功能。

3.饮食指导：强调低盐、低脂、高纤维的饮食原则，控制脂肪和钠的摄入。鼓励孕妇多吃新鲜蔬菜和水果，增加膳食纤维的摄入，保持大便通畅。避免暴饮暴食和辛辣、油腻、刺激性食物。

4.定期产检：强调定期产检的重要性，以便及时发现并处理ICP。教会孕妇自我监测血压、胎心和胎动的方法，发现异常及时就医。

5.心理支持：提供心理支持和疏导，帮助孕妇缓解紧张、焦虑等不良情绪，保持情绪稳定。

6.产后护理：告知孕妇产后仍需继续监测血压和胆汁酸水平，以防ICP复发。同时，注意产后休息和营养补充，促进身体恢复。

第二十节　胎盘早期剥离患者护理与健康教育

【概述】

胎盘早期剥离（Placental Abruption）是指妊娠20周后或分娩期，正常位置的胎盘在胎儿娩出前，部分或全部从子宫壁剥离，称为胎盘早期剥离，简称胎盘早剥。

【护理】

1.绝对卧床休息：孕妇应绝对卧床休息，采取左侧卧位，有助于缓解对下肢静脉的压迫，增加回心血量，并有助于改善胎儿的供氧情况。

2.监测生命体征：密切监测孕妇的生命体征，包括血压、心率、呼吸、体温、血氧饱和度等，以及阴道出血量、时间和颜色，同时观察孕妇腹痛的严重程度、子宫大小、有无宫缩以及触痛等情况。

3.开放静脉通道：建立静脉通道，以便在大出血时能够迅速补充血容量，并按照医嘱及时输血，补充血容量和凝血因子。

4.观察孕妇尿量：如果孕妇的尿量减少，可能是由尿量不足或者是肾功能损伤引起，应密切关注，少尿和无尿是肾功能衰竭的表现。

5.胎儿监护：密切监测胎儿的状况，注意胎动的情况以及胎心监护的情况，胎心和胎动的监测应每日进行多次。

6.并发症预防与处理：积极预防并发症的发生，如发现孕妇皮肤黏膜或注射部位出血等凝血功能障碍的表现，或发现少尿、无尿等肾功能衰竭的征象，应及时报告医生并配合处理。

【健康教育】

胎盘早期剥离的健康教育应涵盖以下几个方面。

1.疾病认知：向孕妇及其家属详细介绍胎盘早剥的相关知识，包括其定义、病因、症状、危害及预防措施，增强孕妇的自我保健意识。

2.产前检查：强调产前检查的重要性，通过超声检查等手段可以早期发现胎盘早剥等异常情况，并及时采取相应措施。

3.生活方式调整：建议孕妇在妊娠期间注意休息，避免过度劳累和剧烈运动；保持合理的饮食，多吃新鲜蔬菜和水果，控制脂肪和钠的摄入；避免去人多拥挤的地方，以防摔倒或腹部受到撞击。

4.症状识别与应对：教育孕妇如何识别胎盘早剥的症状，如突发性腹痛、阴道出血等，并告知一旦出现这些症状应立即就医。

5.心理支持：提供心理支持和疏导，帮助孕妇缓解因胎盘早剥等疾病带来的紧张、焦虑等不良情绪，保持情绪稳定。

第二十一节　前置胎盘的护理与健康教育

【概述】

前置胎盘（Placenta Previa）是指妊娠28周后，胎盘附着于子宫下段、下缘达到或覆盖宫颈内口，位置低于胎先露部的情况。根据胎盘下缘与宫颈内口的关系，前置胎盘可以分为完全性前置胎盘、部分性前置胎盘、边缘性前置胎盘和低置胎盘四种类型。前置胎盘是妊娠晚期严重的并发症之一，常会导致无诱因、无痛性反复阴道流血，危及母儿生命。

【护理】

1.卧床休息：前置胎盘的孕妇应以卧床休息为主，避免剧烈运动和过度劳累。左侧卧位可以减轻增大的妊娠子宫对孕妇主动脉及髂动脉的压迫，维持正常子宫动脉的血流量，保证胎盘的血液供给。

2.病情观察：密切监测孕妇的生命体征，如血压、心率、呼吸等，以及阴道流出的情况；同时，注意胎动和胎心监护，及时发现胎儿宫内窘迫的情况。

3.饮食护理：保持清淡饮食，少食多餐，多吃易消化、吸收的食物，如小米南瓜粥、山药粥等。多吃新鲜蔬菜和水果，避免辛辣刺激及生冷食物，以预防便秘和腹泻。

4.预防感染：前置胎盘的孕妇可能会有持续时间较长的阴道出血，容易逆行感染宫腔。因此，需要保持外阴清洁干燥，勤换内裤和护理垫，每天擦洗外阴，预防感染。

5.心理支持：提供心理支持和疏导，帮助孕妇缓解紧张、焦虑等不良情绪，保持情绪稳定。家属应给予孕妇耐心陪护和细心照护。

【健康教育】

1.疾病认知：向孕妇及其家属详细介绍前置胎盘的相关知识，包括其定义、类型、病因、症状、危害及预防措施等，增强孕妇的自我保健意识。

2.定期产检：强调定期产检的重要性，通过产检可以及时了解胎儿和胎盘的情况，及时发现并处理前置胎盘等异常情况。

3.生活方式调整：建议孕妇在妊娠期间注意休息，避免剧烈运动和过度劳累；保持合理的饮食习惯，多吃富含蛋白质、维生素的食物；避免性生活和肛门检查等刺激子宫的行为。

4.症状识别与应对：教育孕妇如何识别前置胎盘的症状，如阴道流血、腹痛等，并告知一旦出现这些症状应立即就医。

5.分娩方式选择：前置胎盘的孕妇在分娩时通常需要进行剖宫产手术，因为阴道分娩可能会导致大出血等严重后果。因此，孕妇应提前了解剖宫产的相关知识，作好心理准备。

第二十二节　过期妊娠护理与健康教育

【概述】

过期妊娠（Postterm Pregnancy）是指月经周期正常，妊娠满42周或以上尚未临产者。过期妊娠容易发生胎盘老化，胎儿在妊娠和分娩过程中易发生宫内窘迫，甚至死亡。

【护理】

1.密切监测

（1）胎动监测：孕妇应定期监测胎动，评估胎儿健康状况。如果发现胎动异常，如胎动减少或消失，应及时就医。

（2）加强产检：增加产检次数，通过超声检查和胎心监测等手段，及时发现并处理潜在问题。产检不仅有助于评估胎儿的生长状况，还能预测分娩时间。

2.调整饮食

（1）孕妇应摄入富含蛋白质、维生素、矿物质的食物，如牛奶、鸡蛋、鱼肉等，以满足胎儿生长发育需求。

（2）避免摄入过多高糖、高脂肪和高盐的食物，以降低难产的发生概率。

3.适度运动：适当的运动，如散步、瑜伽等，有助于控制体重，增加肌肉力量和耐力，帮助分娩的顺利进行。

4.配合治疗

（1）孕妇应积极配合医生的治疗建议。过期妊娠时，胎盘功能可能明显下降，医生可能会建议使用药物如地诺前列醇栓、米索前列醇片、缩宫素注射液等进行催产。

（2）在必要时，医生可能会建议通过引产术或剖宫产等方式结束妊娠。

5.心理支持：提供心理支持，帮助孕妇缓解因过期妊娠带来的焦虑和压力。

【健康教育】

1.认识过期妊娠：向孕妇及其家属介绍过期妊娠的定义、原因、危害及预防措施。

2.定期产检的重要性：强调定期产检对于及时发现并处理过期妊娠等异常情况的重要性。

3.生活方式调整：建议孕妇保持合理的饮食和运动习惯，避免过度进补和缺乏运动。提醒孕妇避免接触有害环境和物质，如化学品、重金属和电离辐射等。

4.分娩方式选择：教育孕妇了解不同分娩方式（如自然分娩、引产、剖宫产）的优缺点和适用情况。在医生指导下，根据母婴状况选择合适的分娩方式。

5.心理调适：帮助孕妇学会心理调适方法，如深呼吸、冥想等，以缓解焦虑和压力。

6.寻求专业帮助：告知孕妇在遇到过期妊娠等异常情况时，及时寻求医生的帮助和指导。

参考文献

［1］李小寒,尚少梅.基础护理学［M］.第6版.北京:人民卫生出版社,2017.

［2］李乐之,路潜.外科护理学［M］.第7版.北京:人民卫生出版社,2021.

［3］胡雁,王志稳.护理研究［M］.第6版.北京:人民卫生出版社,2022.

［4］姜安丽,钱晓路.新编护理学基础［M］.第3版.北京:人民卫生出版社,2018.

［5］成守珍,周丽华.广东省专科护理标准与质量控制指标［M］.北京:人民卫生出版社,2024.

［6］成守珍,张振路.临床专科护理技术操作规程［M］.广州:广东科技出版社,2008.

［7］马静,周嘉燕,王甜甜,等.临床护理理论与实践［M］.长春:吉林科学技术出版社,2024

［8］张燕.甲状腺疾病围手术期护理体会［J］.临床医药文献电子杂志,2015,2（23）:4887-4888.

［9］叶慧慧,葛莉娜,胡双.《急诊剖腹手术围术期加速康复外科护理指南》术前护理部分解读［J］.护理研究,2022,36（08）:1332-1336.

［10］朱桂玲,孙丽波,王江滨,等.快速康复外科理念与围手术期护理［J］.中华护理杂志,2008,（03）:264-265.

［11］莫永珍,赵芳.高血糖患者围手术期血糖护理工作指引［J］.中华护理杂志,2017,52（07）:794-798.

［12］邵欣,李欣,旷璐,等.围手术期患者静脉血栓栓塞症预防与管理的循证护理实践［J］.中国护理管理,2023,23（09）:1344-1349.